口《くち》から始めるアンチエイジング

美と健康寿命を10年延ばす ほんのちょっとの習慣

大阪ガス株式会社健康開発センター嘱託医・
大阪歯科大学講師
中道 哲

保育社
HOIKUSHA

気を付けよう、寝相・片かみ・口呼吸
努めよう、早寝・早起き・骨休め

若く見える人の口、老けて見える人の口

「あの人は若く見えてうらやましい」などの話をよく聞きますが、皆さまはいかがですか。やはり見た目は大切ですね。最初の印象って大きいですから。

今日まで、診療だけでなく健診・検診や健康相談などいろいろなところで多くの人の口・顔を診させていただいています。多いときは年に三千人以上を診ていました。そこで気付くのは歴年齢《こよみ》と見栄えの差です。「えっ、もう定年ですか」と驚かされることもありますし、「まだ、五十前なんですか」と目力のなさを嘆くときもあります。

何が違うのでしょうか。しばらく観察を続けた結果、やはり口の状態に決定的な差があることに気付きました。主観的ですが、大発見です。

もちろん、「口の中の状態が良ければ若く見える」人が多いのです。口の中がきれい、歯が多く残っている、歯並びがきれいなほうが若く見えるのです。

髪の毛や肌はごまかせても、口はとても正直です。

歯がないと、十歳年寄りに見える理由

顔の筋肉は、食べるとき、表情をつくるときによく動きます。これらを使うと顔がイキイキしてきます。そのためには、まず、噛める口を確保すること、そして人とのコミュニケーションを大切にすることです。井戸端会議、大賛成です。

あたりまえのことですが、高齢者で歯が抜けていたらやはり老け顔です。口元の縦じわ・横じわが目立って顔のハリがなくなります。歯がなくなると、通常、人工の歯（入れ歯・義歯《ぎし》）を入れます（p.94〜参照）。歯がすべてなくなったら総義歯といって取り外しのできる入れ歯を入れていただきます。そんなときにきちんと合った入れ歯を入れると、見違えるように若返ります。入れ歯の有無で顔の状況がすごく変わります（図1）。

とくに、上の唇は上の前歯が裏から支えているのでハリが生まれるのです。したがって、歯がなくなると唇は内側へ入り込み、縦じわが目立つようになります。たとえ歯があっても、歯の生えて

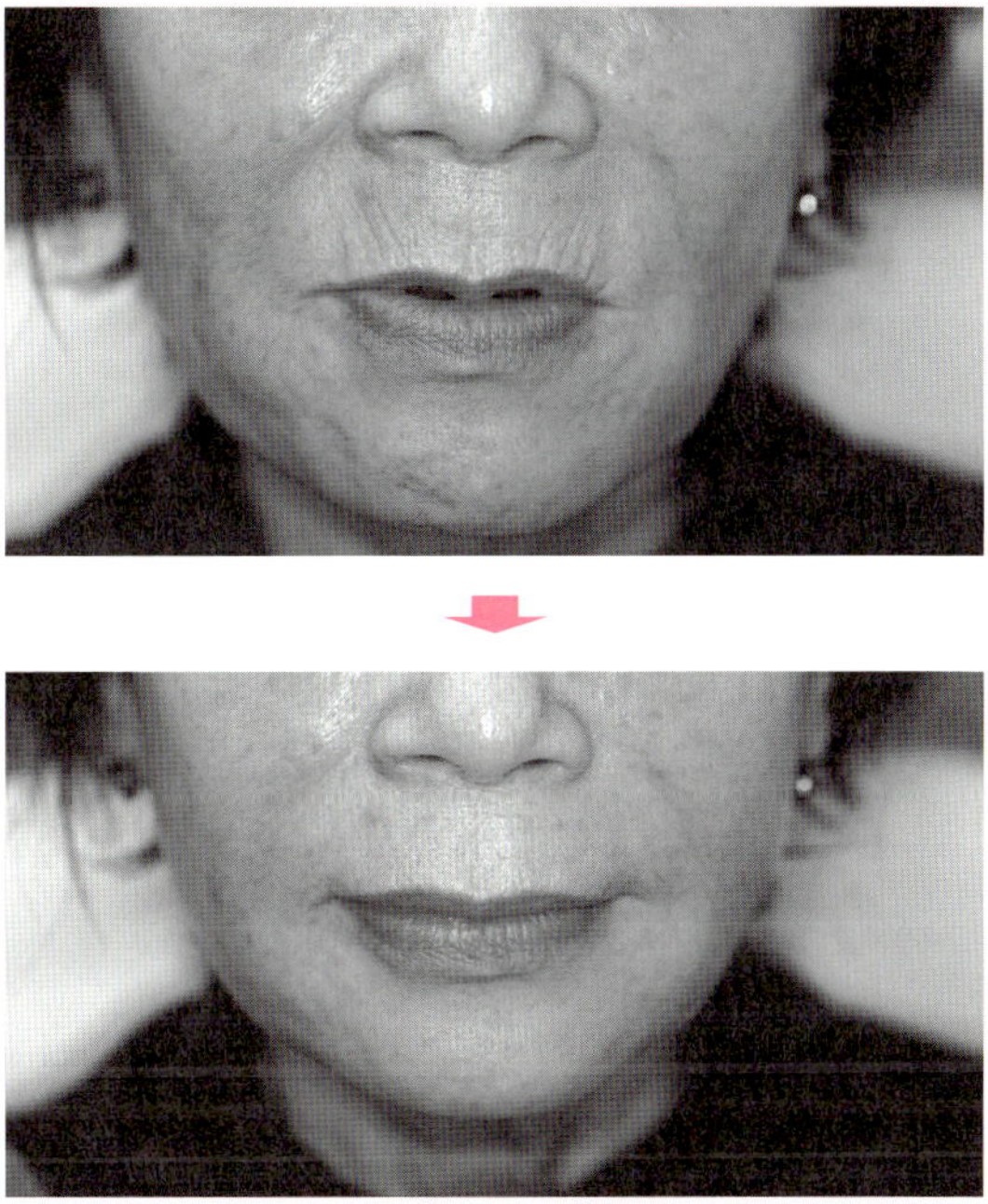

図１　歯のない口元（上）と入れ歯を入れた口元（下）

いる場所が悪いと縦じわが目立ち老けて見えることもあります。入れ歯を入れていても、不安定で容易に外れるのも、すぐに入れ歯とわかり問題ですよね。低い入れ歯を使っていると縦方向に鼻の下端から下あごの下端（オトガイ）までの距離が短くなり、これも老け顔になります。歯がすり減って低くなったり、くいしばりで歯が沈み込んだりしても同じように顔が短くなります。

ムシ歯・歯周病でこんなに見栄えが悪くなる

若くても前歯が抜けていたら老けて見えますよね。前歯がムシ歯で黒くなっても同じです。口をあけたときに歯のないところが部分的に黒く見えるのも、同じように老けて見えるからです（図2）。

日本人では、年を取ると、上の前歯が前方へどんどん傾き飛び出してくる方が多くいます（図3）。

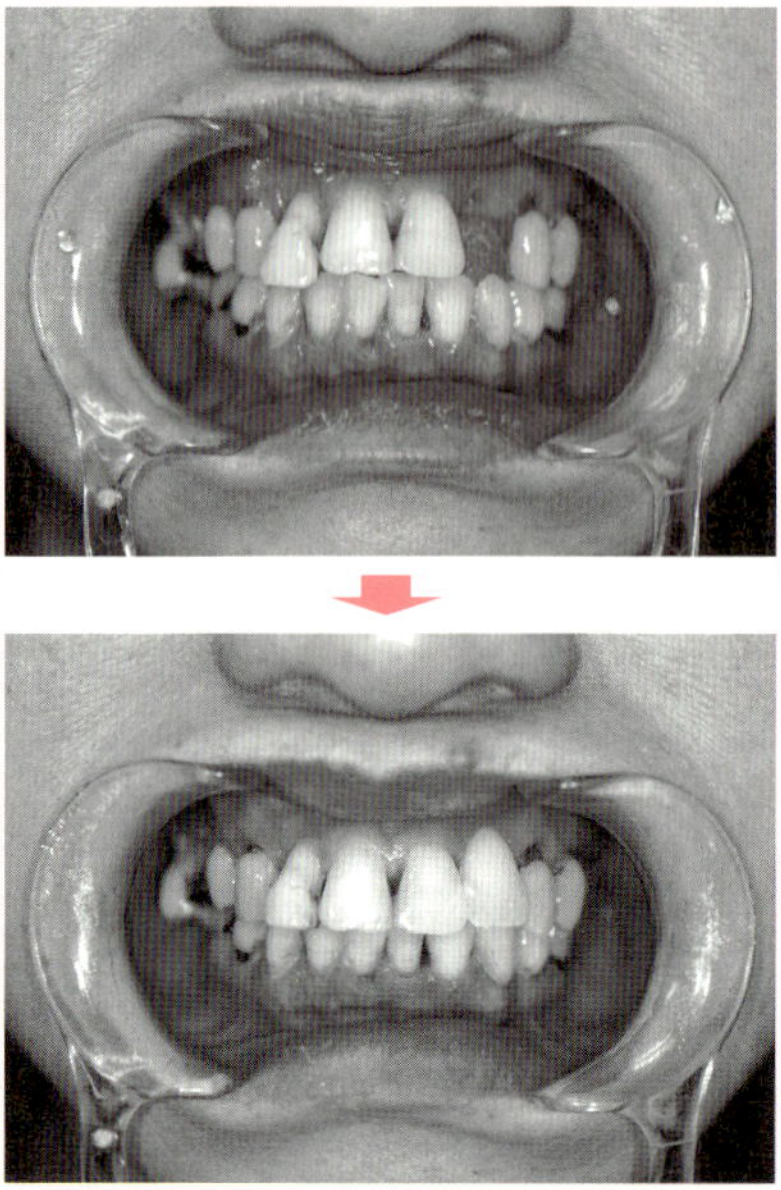

図2 抜けた前歯を補い、下方へ伸びた歯を削って形を整えると見栄えが良くなる。

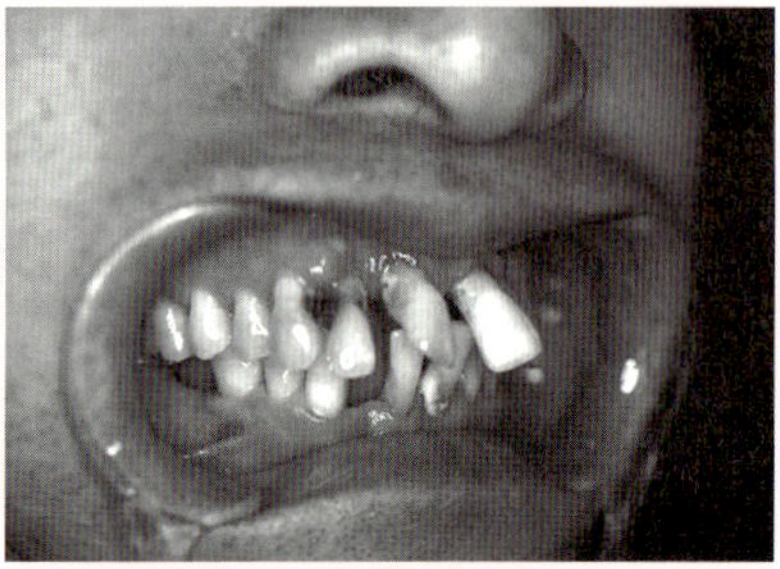

図3 飛び出した前歯。日本人の口元の壊れとしてよく見られる。

歯周病《ししゅうびょう》の一つの症状ですが、これも老けて見える口元の一つです。ムシ歯の治療跡であるかぶせや詰め物でも、金属色が目立つと老けて見えます。タバコのヤニや食べかすで歯が汚れているのも、見栄え良くありません。

口・顔が若いと体にも差が出る

ぜいたくを言えば、歯は白くてきれいに並んでいるほうが絶対に若く見えます。きれいな歯並びは機能的にも長持ちしています。定年六十歳（調査時）の某企業では、定年後も社に残りお手伝いしている方々のほうが、退職した方々よりもあきらかに多くの歯を残していました（図４）。歯が多く残っている方々は就労意欲が高い、つまり、心身ともに健康と言えそうです。

技術的なことになりますが、治し方によっても見栄えに

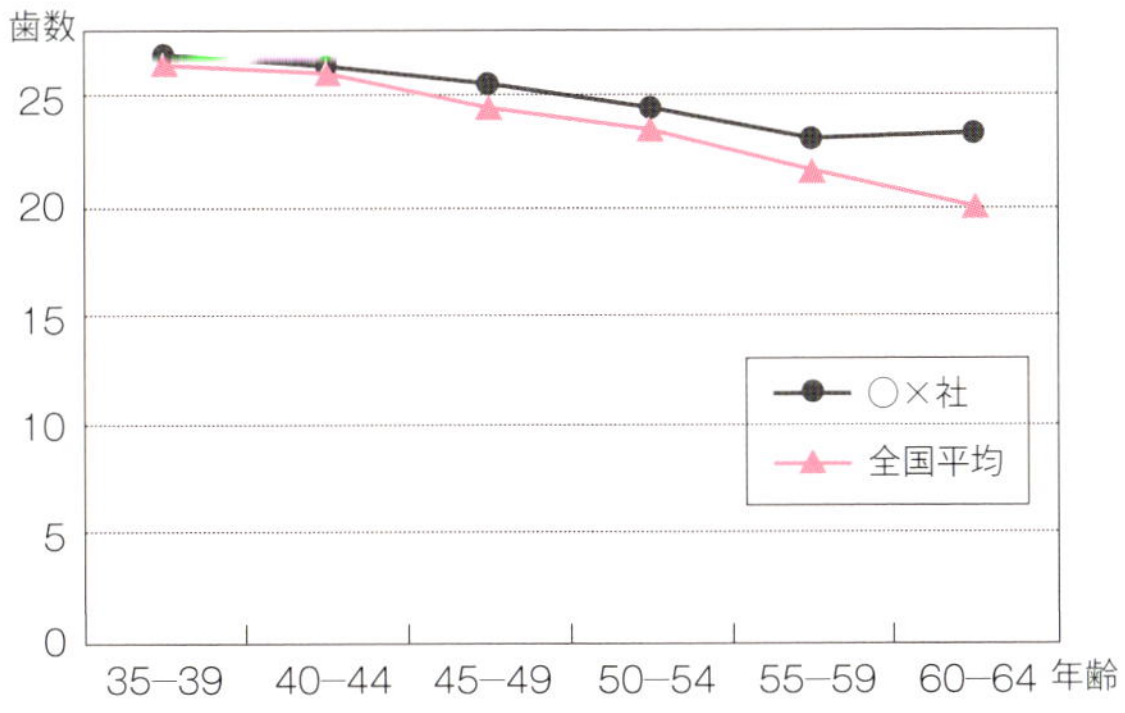

図４■某企業における年齢階層別の平均歯数

差が出てきます。なるべく入れ歯を入れたくないですよね。ということは虫歯や歯周病などで歯をなくさないこと、治療が必要となる病気を防ぐことが最大の老化予防になります。いつまでも美しく十分な機能を果たせる健康な口・顔が欲しいものです。そうすれば、体の健康も付いてきますよ。

口から始めるアンチエイジング　目次

daily maintenance 知っておきたい歯ナシの話

daily habits

日々の積み重ねが十年後をつくる

1 美しい歯と顔をつくる毎日の小習慣

噛めば解消！　たるみ顔・ボンヤリ顔

歯はいろいろな仕事をしていますが、その一番はワニやライオンなどでわかるように生き物を捕らえること、次に咀嚼《そしゃく》（かみ砕《くだ》きすりつぶして飲み込む準備をすること）です。ヒトでは、口で生き物を捕らえることはありませんから、咀嚼が口の一番の仕事になります。そのときに使うのが全身の筋肉です。筋肉は使わないとどんどんやせ細っていきます。逆にしっかり使うと、筋肉は引き締まり必要に応じて太くなります。当然、周囲の血流もよくなります。

それが**健康的な顔**をつくるのだと思います。逆に顔の筋肉を十分に使わないと、ほおがこけたり、ぽかんとあいた口になったり、ほおが緩んでぽっちゃりしすぎたりほおが垂《た》れたりして、ボンヤリとした顔になります。

顔の筋肉は食べるときに使うだけではありません。ほかの動物に比べ、ヒトの顔は表情豊かです。欧米人から見ると無表情と言われる日本人でも、泣き笑いや気分が顔に出ますよね。食事に要する時間なんてしれていますから、それ以外の時間に何をするか、どのように使うかで将来が変わってきます。

使わない筋肉は細るだけでなく、重力によって下方へ垂れてきます。ほおが垂れたり二重あごになったり、下腹部が出っ張ってくるのも筋肉の弱りと重力のせいです。内臓の重さに腹筋などの骨格筋が負けているのです。

また、片側ばかりで噛んでいると、筋肉の厚みの左右差が容易に出てきます。さらに続くと、骨の形に影響が出てきて改善が困難になってしまいます。口や体の誤った使い方は弱い体をつくるので、十分に気を付けたいものです。

口をしっかり使うことは顔をつややかにします。口をきちんと閉じていないと、とんでもないことになります。口や体の特性や、私の臨床経験から順を追って解説していきたいと思います。

かばんであごがずれてくる！

新学期が始まると、ピカピカのランドセルや新しい手さげかばんを持った学生さんをよく見かけます。でも、そこには健康をむしばむ危険性も潜《ひそ》んでいます。

歯科で扱う病気のひとつに顎関節症《がくかんせつしょう》があります。顎関節《がくかんせつ》は耳の穴の少し前にあって、指を当てて口を開け閉めするとへこむなど動きがわかる場所です。

口を開け閉めするとき、音がする、関節や周囲が痛い、あごがスムーズに動かないなどがその症状です。似たものに習慣的な顎関節脱臼（あごが外れる）があります。獅子舞のように口を真っすぐ開け閉めすることができない（少しでも左右へずれる）ような軽い症状の人を含めると、成人の半数以上に異常所見が認められるという報告もあります。

そんな症状のほとんどでは、左右の顎関節の動きが違ってきています。左右のあごの使い方、つまり関節にかかる負荷《ふか》の左右差が原因となっているようです。若い女性に多いのですが、中学生も珍しくありません。

日常の動作から考えると、ランドセルから手さげかばんに変わることが影響しているのではないでしょうか。骨格が十分にできていない時期に偏《かたよ》った負荷を加えると、骨の連結部である関節に負

全身に影響するあごのずれ

あごがずれると何が困るのでしょうか。見栄えだけではありません。下あごは、体の重心と関係しています。以前、テレビ番組で公開実験をしたことがあります。**図1**のように目隠しをしてまっすぐ立ち、その場で三十回足踏みをしてもらいます。通常は前方へ数十センチ移動します。ところが左側の奥歯ではがき程度の厚紙を噛んでもらって同じように足踏みをすると、移動位置は左前方になります。つまり、左でくいしばると左へ、右でくいしばると右へ、前でくいしばるとより前方へ移動位置がずれるのです。

皆さん、試してください。頭を右へ傾けて、上下の歯を合わせましょう。先に右の奥歯が当たるようになります。逆に、左へ傾けると左の奥歯が、前へ傾けると前歯が強く当たるようになります。

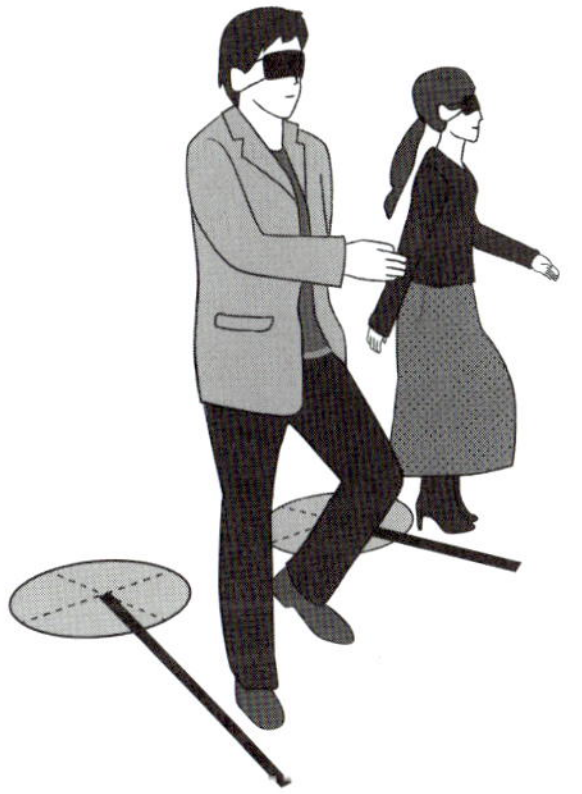

図1 ■ 左奥歯で噛んで足踏みをすると左へずれる

あごの位置は姿勢によっても変わりますし、位置がずれると身体の動作にも影響します。あごの位置と姿勢には密接な関係があるので、ふだんの姿勢にも気を付けましょう。歯の治療を受けるとき、かみ合わせの確認が頻繁に行われます。そのときに、ずれたところで噛んでしまったら、あとあとずれが大きくなるので注意が必要です。

担が集中します。体が十分にできていない子どもが、重たいものを持ったり、長時間歩いたりすることは、不規則な生活や睡眠不足と同様に好ましくありません。

また、女性は筋力が弱いので、骨や関節の抵抗力が弱くてあたりまえです。骨格のしっかりした男性でも体に極端な左右差があると抵抗力が低下し、重たいものを持つなど無理をしたときに弱い側が負けて、腰痛やひざ痛などいろいろな障害が出やすくなるようです。

習慣的に同じ片方の手ばかりで荷物を持っていると、両側の肩の高さが違ったり頭が傾いたり、片側の奥歯でばかりくいしばるようになるようです。このような状態は、体の姿勢を保つ筋肉の左右差ともなります。このままでは体を休めるときにも背すじが伸びず、寝るときも弓状になってしまうので上を向いて寝られなくなってしまいます。

ショルダーバッグも同じように左右差を作ります。肩ひもが滑り落ちないようにするため、ベルトが乗る肩を反対側より高く上げようとするからです。片方の肩にばかり荷物を担ぐのも同じです。なで肩でショルダーバッグが苦手な方もいらっしゃるようですが、肩が前方へ出ていて十分に胸を張れていないのではないでしょうか。さらに体にねじれも起こります。丸くなっての睡眠、横向きの寝相でも肩の形が変わりそうです。胸を張って、大きく息をして胸を左右に広げましょう。

ランドセルを背負う小学生では、頭だけが前方へ飛び出した子を見かけます。横から見て、首や

あごと姿勢

あごや顔がご夫婦で反対方向にずれることが多くあります。聞いてみると、向かい合って座り、横にあるテレビを見ながら食事をしていることが多いようです。また、歩くときの左右の位置も決まっているようです。あごがずれている子どもに聞いても横向きでの食事が多いです。

食卓での席順はご家庭の事情で一定の決まりができていそうですが、順番に席を替わっていくのがよいでしょう。できれば正面を見て左右同じ程度に噛むことが好ましいです。

とはいえ、食事で上下の歯が接するのは一日で一〇分程度です。横を向いている時間もそんなに多くありません。時間的に考えて危険なものは、うつ伏せや横向きの睡眠姿勢、そして無意識にしているくいしばり（上下の歯が当たっていること）です。ほおづえのように横から押すと容易にずれます。くいしばると、噛みやすい片側へずれてしまいます。片側ばかりで噛むことは、ふだんの姿勢や寝相にも影響します。あごがずれると、口の性能や抵抗力が低下するので注意が必要です。

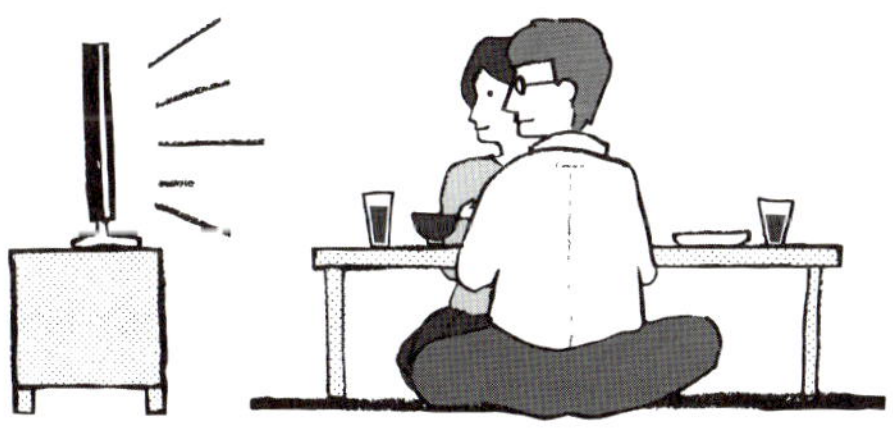

あごが極端に前方へ飛び出しているのは好ましくありません。あごを引いた姿勢を心がけましょう。

重い荷物は左右に分ける、ショルダーバッグはたすきがけにするなど工夫をしましょう。できないときは、手や肩を左右交互に使いましょう。寝る前に軽い体操をして体をほぐし上を向いて寝ることで、体の左右差が軽減されそうです。

体の左右差、顔の左右差

オリンピックをはじめ、テニス、サッカーなどいろいろな競技会で、多くの日本人選手が優秀な成績を収め、私たちを喜ばせてくれています。その選手の体型や顔・口を見ているといろいろな特徴に気付きます。

種目によって競う内容がさまざまで、体の使い方が異なっています。体を構成している筋肉や骨は使い方によって形を変える性質があります。したがって、同じような動作をしているグループでは同じような体型、顔つきになってきます。これが成長期のトレーニングでは目立った特長となります。さらにつくられた体の形や性能によって、得意な動作が異なってきます。

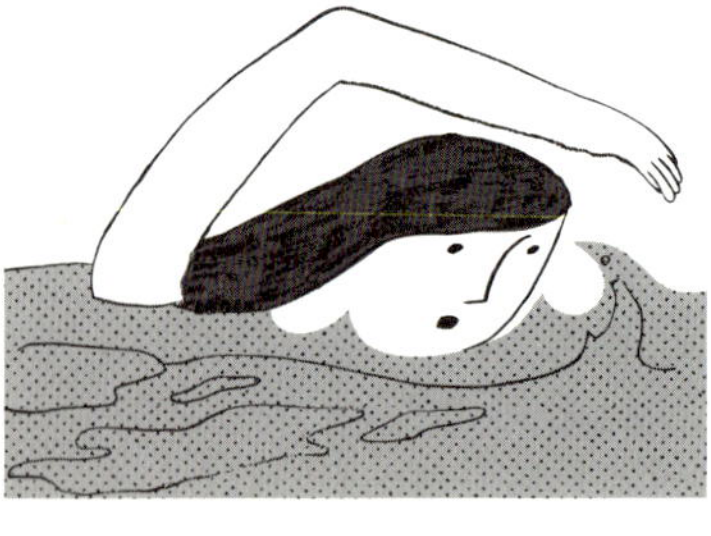

そのような理由で、競泳と柔道の選手では違った特徴があり、同じ陸上競技の選手でも短距離走とマラソンでは異なった体型、顔つきをしているのです。

もう少し歯並びかみ合わせが良ければ、より良い成績が残せたのではないだろうかと思うこともあります。歯並びだけが問題というのではなく、そんな歯並びになった体の使い方も心配です。

片側ばかりで噛んだりくいしばったりすると、あごのズレや左右差が大きくなります。野球のベースランニングやアイススケートなどでは、右足の蹴りが多くなりあごが右へずれる傾向にあります。テニスやゴルフの一方向へのスイング、弓道のように左ばかり向くのも姿勢の左右差を招きます。つまり水泳では、平泳ぎやバタフライ、背泳よりクロールのほうが危険です。スポーツ以外でも、バイオリンやフルートの演奏、鉄道などの発券窓口のように横を向く頻度が高い仕事は注意が必要です。

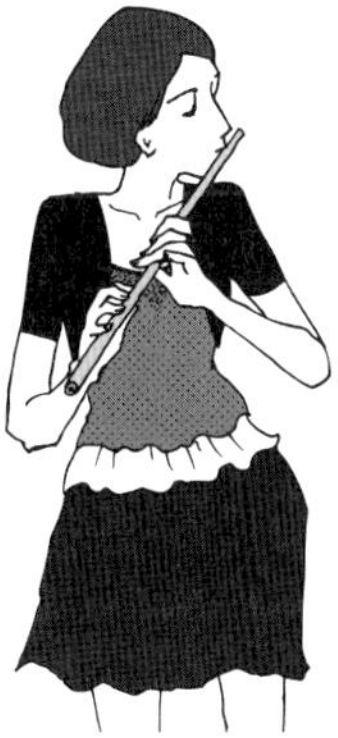

左右差は、体の右側と左側の比較で、強い側・弱い側をつくるので、弱いほうに障害が起こりやすくなります。

体を動かすのは筋肉の仕事です。過度の運動では終了後も筋肉の緊張が緩和されないことが少なくありません。多くの競技では体のひねりや曲げなど筋肉の使い方に左右差があります。そのあと、筋肉の緊張が十分にほぐれないと左右差が残り寝相に影響します。つまり、上を向いて寝られない状態となり、骨の形や歯並びの左右差として定着します。

また、過度の運動では酸素の消費量が多くなり、鼻呼吸では間に合わなくなり口で息をすることになります。哺《ほ》乳類は鼻を介して肺へ空気を送り体内へ酸素を取り込むようにつくられているので、口での呼吸はさまざまな障害を招きます。口やのど、気管の粘膜が乾燥するだけで、いろいろな病気になりえます。また、上あごの骨は鼻の骨ですから、成長期に鼻をしっかり使わないと上あごも十分に大きくならず、歯並びが整いません。

体を鍛《きた》えることは、体力の向上につながります。持久力、集中力を高める、細胞活性を高めることは素晴らしいことです。適度な運動は肥満防止や健康な日常生活に有効ですし、心地よいものです。しかし、間違った体の使い方や不十分なクールダウンはいろいろな障害を招きます。さらに過度の運動は交感神経の緊張を招き、自律神経のバランスを崩《くず》し自らを失うことすらあります。

いつまでもスポーツを楽しむためには、十分な骨休めをして疲れを残さないことが必要です。短い睡眠時間やうつ伏せ・横向きの睡眠姿勢、口呼吸習慣には十二分に気を付けましょう。

うつぶせ寝・横向き寝は危険

何気なく取っている睡眠ですが、寝相と健康は大いに関係があります。なんと夜中に作られる病気がたくさんあるのです。

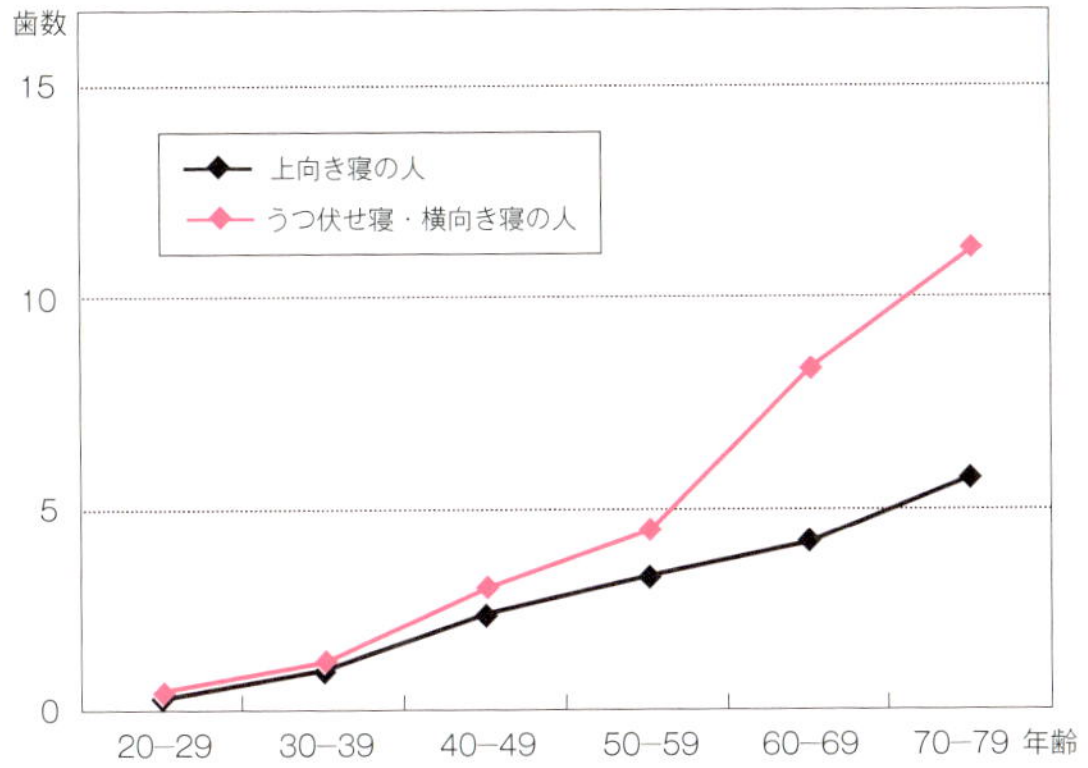

図２■寝相と失った歯の数

骨や関節の特性を考えると、うつ伏せや横向きの睡眠姿勢は好ましくありません。関節や骨に負担をかけるだけでなく、血の流れ（体液循環）を妨げるからです。横を向いて寝る習慣のある高齢者では、下になった手や腰に問題を抱えている方が多くいます。長時間正座をしていると足がしびれるように長時間の圧迫は関節や筋肉に血が十分に通わなくなります。すると栄養は十分に運ばれないし、老廃物も運び出されない、体本来の治癒力も低下してしまうのです。

うつ伏せや横向きの睡眠姿勢は、あごや口にも悪い影響を与えます。皆さんがよくご存じの歯槽膿漏《しそうのうろう》やムシ歯、最近注目されてきた顎関節症《がくかんせつしょう》、口の粘膜に起こる口内炎など多くの病気に関係あると報告されています。なんと、うつ伏せ寝や横向き寝のくせのある人は、上を向いて寝ている人に比べて歯を早くなくす傾向があります（図2）。さらに成長期にも大きな問題があり、あごが横にずれ顔がゆがむという傾向も確認されています。

頭の後ろが平らになっているいわゆる「絶壁《ぜっぺき》」は、頭の重さによる習慣的な圧迫によってできたものです。だからうつ伏せや横向きに寝ると、顔が絶壁になってしまうのが簡単にわかるでしょう。それが顔の左右差や歯並びの悪さの最大の原因です。骨はつねに造り替えられています。成長期だけでなく、六十歳、七十歳になっても歯は動くし、骨の形が変わります。そのときに一定の刺激をうまく与えてやると、骨の形や質を意図的に変えることができるのです。

歯は横から小さな力で押すと、その方向に傾き動きます。歯を横から押して圧迫すると、歯に押された部分の骨が溶けて、その反対側の開いたすき間では新しい骨ができてくるからです。結果的に歯が動いたように見え、傾きが大きくなります。つまり、歯が作用点になり、骨の形を変えてしまうのです。この性質を利用して歯並びを治す歯科矯正《きょうせい》治療を行っています。大人の歯でも十グラム程度の力で容易に動くのです。

反面、これは非常に厄介なことで、屋根を支える家の柱のように傾きだすと止まらず、一度傾いた歯は年月がたてばたつほど状況が悪くなってしまいます。大人になっても歯並びが変わってくるのはこのためです。

うつ伏せで寝ると、ほおや唇を介して歯には数百グラムもの力がかかります。ほおを介して圧迫するので、結果として歯が内側に傾きます。寝相は、同じ姿勢を長時間続けるのでなおさら危険です。すると、単に噛むだけで、さらに傾くことになります。年を取って骨が弱くなることと重なり、歯は容易に傾きをひどくし、揺れが止まらなくなります。

歯が揺れている状態が続くと、歯と骨の連結部が壊れてすき間ができます。そしてそのすき間に唾液が入り込みます。そこは酸素が少なく、唾液の抵抗力・洗浄力も届かない環境です。すると、本来私たちの体を守ってくれている細菌の一部が悪さをするようになり、化膿して歯槽膿漏と呼ばれる状態になります。

ほおを圧迫していると、口の中を清潔に保ってくれる唾液の循環が悪くなります。ムシ歯は口の中で生産された酸や毒素によって歯が侵される病気ですが、唾液が酸を中和し洗い流して体がムシ歯にならないように抵抗しています。また、歯周病で歯ぐきが腫れることに対しても同じです。何気ない存在の唾液ですが、おろそかにしてはいけません。

口の動きにとって大切な顎関節《がくかんせつ》ですが、痛み、動きの悪さ、雑音、あご外れは問題になります。

あごの関節は口を開け閉めしたときにおおよそ前後に動くので、横から押されると容易に壊れます。くいしばりや大きく口をあけた状態を長く続けることは、関節内やその周囲で血の流れが悪くなるので危険です。うつ伏せや横向きで寝ると、この関節に不自然な力がかかり調子が悪くなります。朝起きたときにあごの痛い人、頭や首、肩が痛い人、あごの動きが悪い人は寝相にも注意が必要です。

舌の癖《くせ》――こんな舌には要注意

舌は食べる、しゃべる、味わうなど多くの仕事をしています。噛むことは歯の仕事と思われるかもしれませんが、奥歯の歯の上に物を乗せたり、噛み切る位置へ食物を運んだりするのは、舌や唇の仕事です。話すときも唇や歯、舌の位置・形で声を調節しています。つまり、舌がないと食べることもしゃべることもできないのです。

舌は一かたまりに見えますが、多くの筋肉で構成されていて、上下前後左右によく動きます。その表面は粘膜ですからデリケートです。赤ちゃんはよく物をなめますが、これは物の性状や形を認識するためで、乳幼児の成長過程で必要なことと言われています。そして大人になっても微妙な舌触りや味がわかる鋭い感覚があります。

舌の使い方と歯並びには大いに関係があります。歯が生えてくるとき、舌と唇・ほおの粘膜との間に伸びてきます。つまり、舌の周囲に歯が生えてくるのです。内側へ倒れた歯が多いあるいはあごが小さいのは、成長期に舌が十分に働かなかったこと、うつ伏せや横向き寝で外側から圧迫したことがおもな原因です。

しっかりと回数を多く噛むことは、舌の動きを介して、歯を適切な位置に並べるために必要なのです。逆に舌が出すぎたり、口をぽかんとあいていたり、指や歯ブラシで引っ張ったりすると、すき間だらけの歯並びや前歯が飛び出して上下で調和しないかみ合わせになってしまいます。

大人になっても歯は動きます。とくに歯は横からの力に弱いので、年を取って歯を支える骨が弱ってくると、歯の間にすき間ができて、物が挟《はさ》まりやすくなったり歯が前に飛び出したりします。とくに後者は歯が内側から前方へ押されている証拠で、舌で押していることやくいしばりなど口の閉じ方が問題です。歯の傾きは、歯が揺れて抜ける重症の歯周病（歯槽膿漏《しそうのうろう》）になりやすい形です。

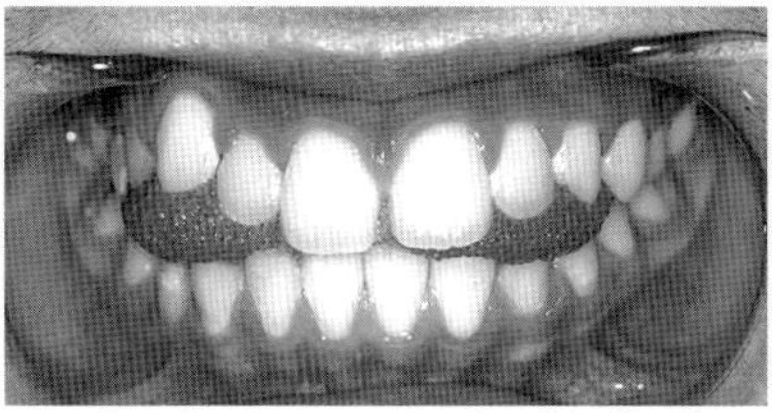
図3■舌が壊すかみ合わせ

一度、唾を飲み込んで舌の位置を確認してみましょう。舌を前に押し出して前歯を裏から押していませんか（図3）。

しゃべるときに舌がチョロチョロ見えるのも、前に出すぎです。舌で歯を前へ押す癖では、まず舌の周囲に歯の型がでこぼことつきます。歯が前

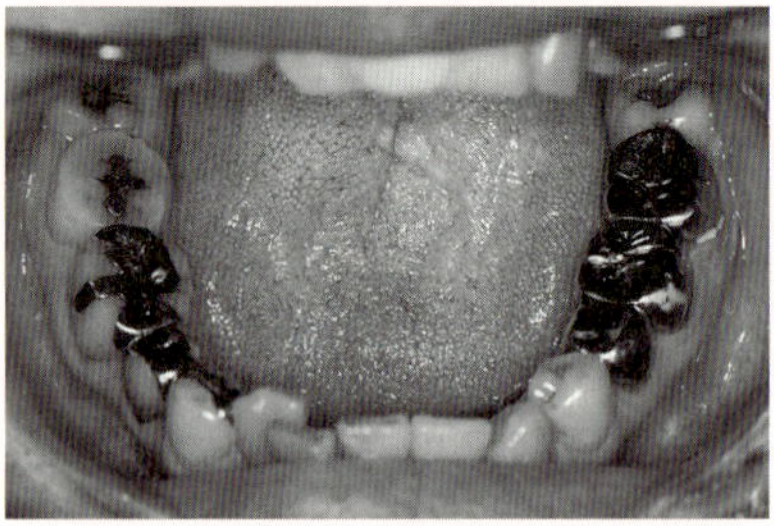

図４■低位舌

方に飛び出すとこのでこぼこはなくなりますが、舌は口の底でだらっと緩んで大きくなり、口は閉じにくくなります。

下の歯並びの中央に位置する舌は「低位舌《ていいぜつ》」（図４）と呼ばれ、年を取ったときに、食べることや話すことにトラブルが起こりやすくなります。さらに、口の汚れが肺炎の原因になることもあります。

口呼吸習慣では粘膜が乾燥するので、舌の先に茶色い斑点《はんてん》が目立つこともあります。そのほか、舌全体が赤い、舌の表面が荒れている、ざらざらする、ひりひりする、舌に溝やまだら模様など炎症やさまざまな症状が見られるようになります。また、よく噛まず舌全体を使わないと舌の上中央部に汚れがたまります

このような舌の間違った使い方の多くは、口呼吸習慣や誤った口の使い方の模倣により乳幼児期に習得したものです。周囲の大人が気を付けて正しい手本を見せましょう。年を取ってからでは直すのも大変です。間違った使い方はなるべく早く直しておくことが、一生の健康に役立ちます。

笑う門には福来たる――表情筋を使おう

われわれが子どものころの遊びというと、外では凧《たこ》上げやこま回し、鬼ごっこ、室内ではかるたやトランプだったような気がします。お正月にはみかんを食べながらテレビも見ていましたが、福笑いもして家族で楽しく過ごし、笑いもありました。ところが最近では、コンピューターゲームなど、部屋でするひとり遊びが増えてきたようですね。体も動かさず、視力の低下も心配です。

顔の仕事のひとつに感情の表現があります。日本人は表情に乏しいと言われますが、赤ちゃんは正直で、機嫌が良ければよく笑ってくれます。ぐずるときは、何か思うようにならないことがあるのでしょう。若い女性に限らず、ケーキなどを食べると笑顔になりますよね。甘いものを食べるとニコッとするのはごく自然のことで、体が喜んでいるのだと思います。

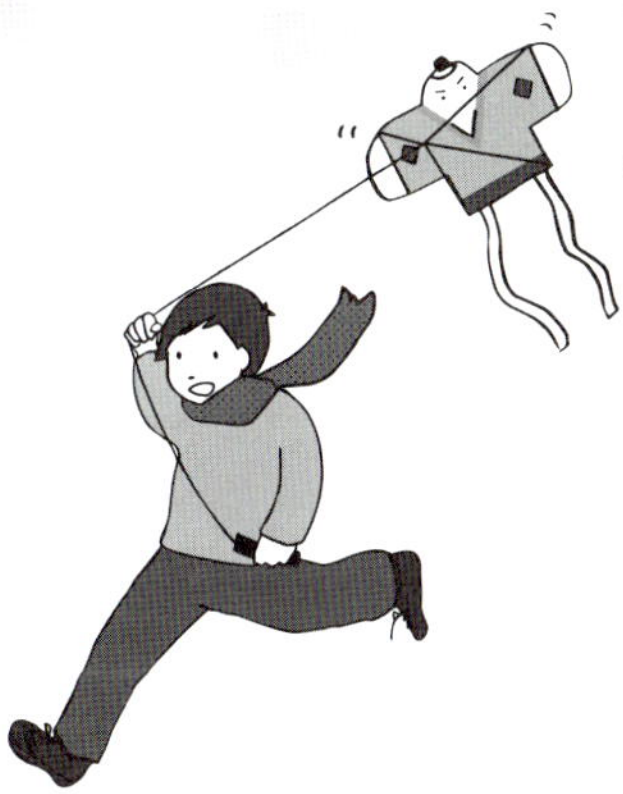

ご存じの方も多いと思いますが、日本笑い学会という研究会があります。いろいろな研究がなされていますが、「笑うと免疫力がアップする」、「落語を聴くことががん治療に役立つ」という話を聞いた方も多いでしょう。

笑うと白血球の一部が積極的に働くようになり、体の免疫力が向上するのです。この状態は、自律神経の副交感神経が優位な状況と同じで、体がリラックスしていると言えます。実際には、落語や漫才を聞いた後では免疫力を高める細胞が増えるし、血圧や血糖値も改善するようです。

単に声を出して笑うだけでもその効果があることが確認されているので、大声で笑うことをするサークル活動も存在しています。

顔の筋肉は笑顔をつくるだけでなく、健康な口を保つために必要です。成長期では口を閉じて回数多く噛むことがあごの成長を促進します。唇で口を閉じないと、歯並びかみ合わせが壊れます。また、くいしばりが発現し、高齢者では歯周病が進行します。顔の筋肉も早くたるみます。

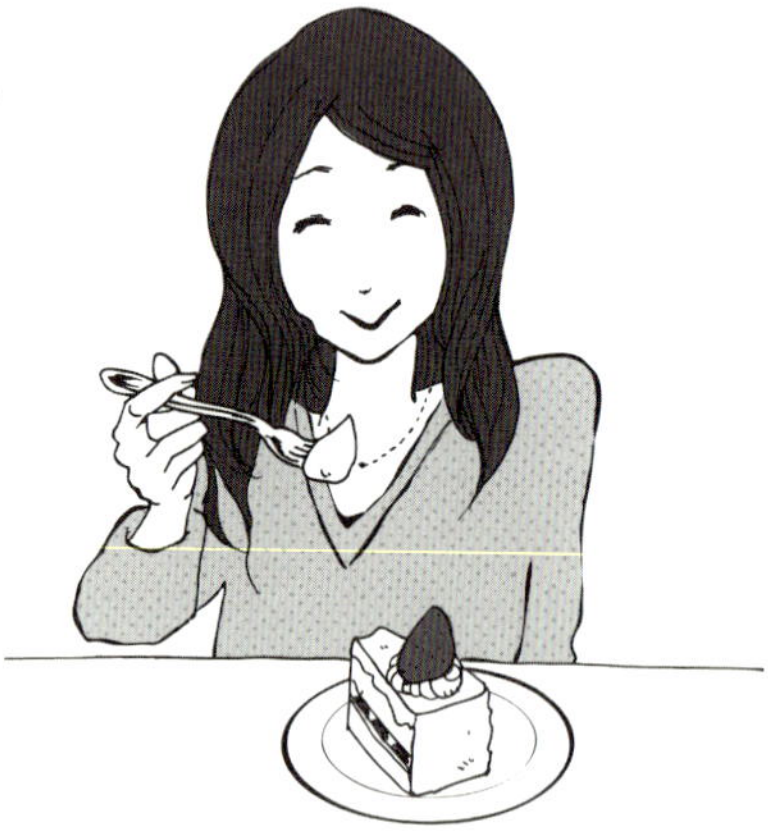

ミスコンクイーンのスマイルライン

ミス・ユニバース・コンテストの出場者やファッションショーのモデルさんたちは、すらっと背が高く細身なのが特徴でしょうか。その口元を見ると、薄く横に長い唇、白い歯、きれいな歯並びが目に付きます。

街角でよく見られる、ぽかんとあいた「しまりのない口」や幅の狭い「おちょぼ口」、下唇が反転して分厚い「たらこ唇」「アヒル口」などはほとんど見かけません。笑ったときには白い歯がこぼれますが、歯ぐきまでは見えません。口を閉じたときも、上下の唇の接するラインは緩やかな下向きの円弧をつくっています。

前歯は唇と舌の間に生えてきて、力学的に安定した場所に位置します。そのバランスが崩れると歯の位置が変わるので、歯並び・かみ合わせの崩《くず》れにつながります。そして同時に、頭に対する下あごの位置もずれてきます。成長期に上下の唇を正しく接していると極端な出っ歯や受け口になるはずがありません。

年を取って歯が前へ飛び出してくるのは、前方向への押す力が唇の抑える力に勝るからです。具体的には、内側から舌で押したり歯ブラシで前へ引っ張ったりする力があります。ただし、たとえ力のバランスがとれていても、歯は繰り返し揺すられると伸びてきて見える部分が長くなります。下の前歯が高くなると上の前歯を下から突き上げるので、上の前歯が前方に開いて飛び出てくることになります。「歯の間に物が挟まりやすくなってきた」、「歯の間にすき間が開いてきた」などの症状は危険信号です。

また、前歯が重なりでこぼこになってくるのは、歯並びが横から中央へ押されているからです。

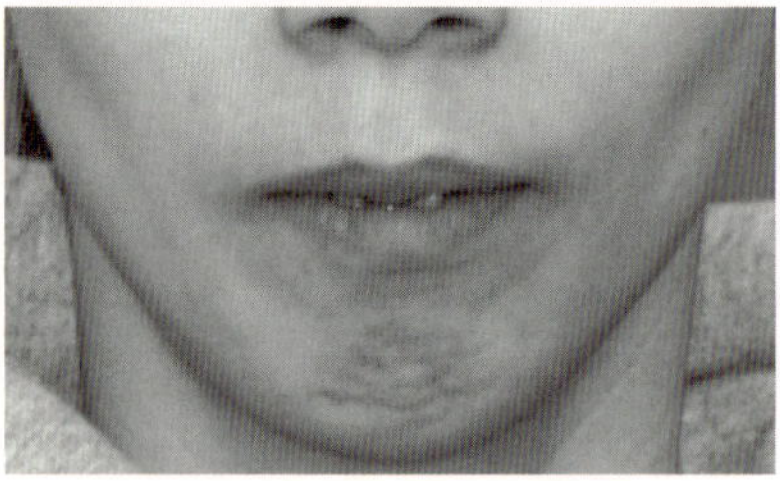

図5■オトガイ部の緊張

これも上の前歯が飛び出すことにつながります。ほおの圧迫（寝相・ほおづえなど）や、口をとがらせるおちょぼ口など幅の狭い口には注意が必要です。くいしばりは、上下の前歯の当たりが強くなったり、下あごの前歯が内側に上あごの前歯が外側へ倒れてきたりするので非常に危険です。

舌で歯を押す癖や分厚い下唇、オトガイ部（下あごの前方で唇の下の部分）の緊張（横線やくぼみ、梅干し状のしわ）は間違った口の閉じ方が原因です（図5）。これらは、多くの場合、口呼吸習慣や猫背などの姿勢の乱れと同時に見られます。やさしく上下の唇を接すればよいのですが、力任せに唇の周囲の筋肉（とくにオトガイ部や舌）ばかりで閉じようとするから問題が生じます。口を閉じるには舌を引っ込める必要があるように、唇と舌とは動きに関連があります。口元が緩むと舌は前方へ飛び出しやすいのです。

おすすめする口の閉じ方・唇の接し方は、力を入れずに、横に長い唇をつくり、上下の唇の接する線が下向きの円弧を描くことです（図6）。

まず、背筋を伸ばしてあごを引きましょう。そして、鼻の下を伸ばし、上の唇で上の前歯を覆い

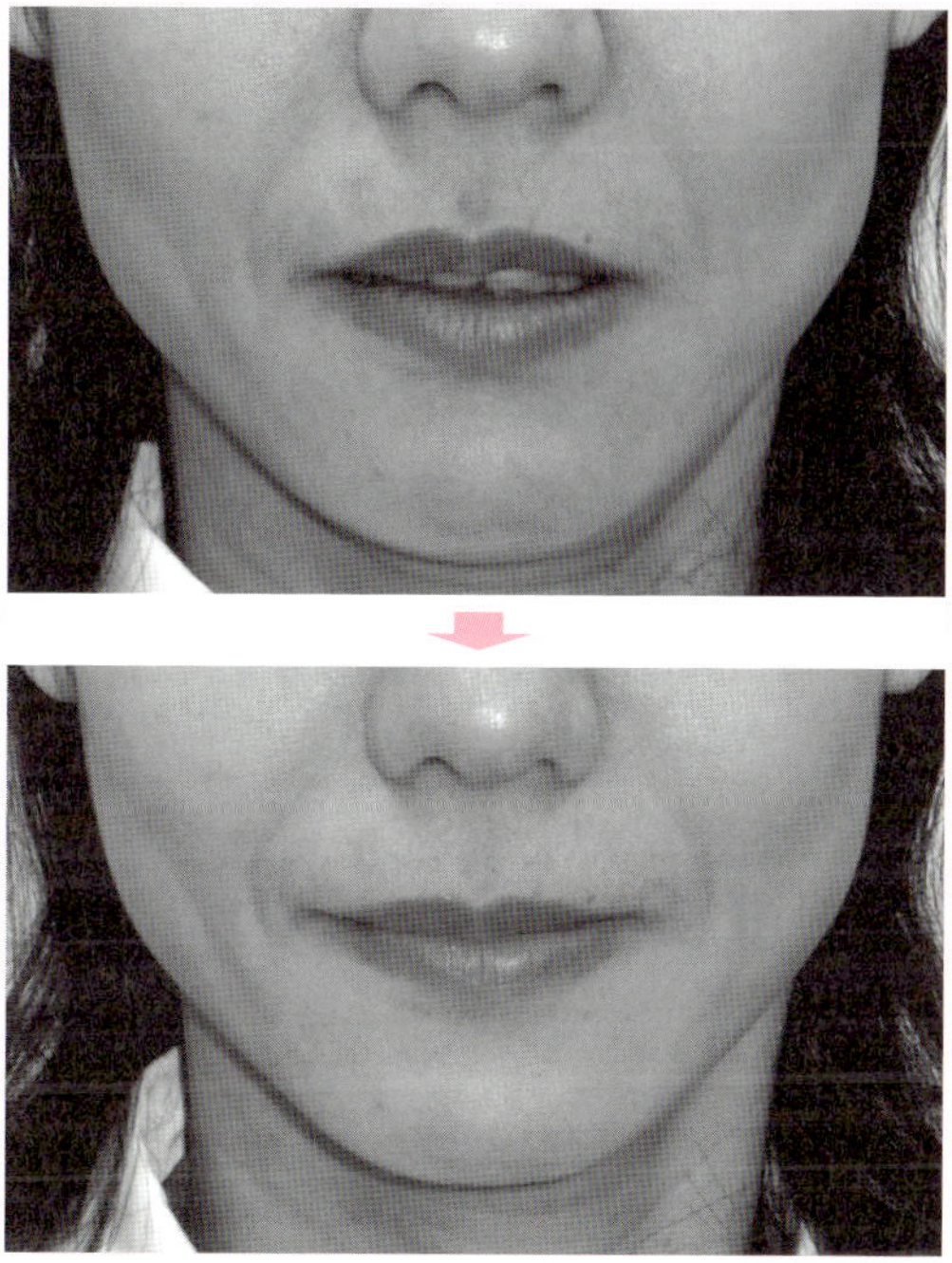

図6　閉口法

ます。次に、下唇も上の唇と同じ厚みになるくらい薄くして、上の唇にくっ付けます。歯を合わせる必要はありません。下唇とオトガイとの間にくぼみや横じわ、梅干し状のしわをつくらないことが大切です。そして、上下の唇をやさしく接したまま、笑うときのように口元を左右に黒目の幅まで長くします。すると、ピースマーク（☺）やペコちゃんのように、美しい下向きの円弧ができます。舌の先は前歯の裏にに接さず、口の中央で少し持ち上がった状態です。口蓋《こうがい》（口腔の天井）に付くか付かないかです。同時にあごが引けて、舌も正しい位置に保たれます。

体の構造上、口の表情は姿勢と強く関係していますから、さまざまな角度から健康に役立ちます。姿勢や手習いと同じでこつこつと練習しましょう。

必殺技！　口唇《こうしん》テープで病気が改善

夜寝るとき、鼻の下から縦方向に紙テープ（幅約一センチメートルの紙テープ）を一本張るだけです（図7）。

口呼吸や口が開いていることは、健康や見栄えにとって非常に危険です。しかし、その危険性に気が付いても、なかなか改善できないものです。とくに寝ている時間は意識でのコントロールが難しく、時間が長いという問題があります。そこで、口の乾燥を防ぐ簡単な方法が「口唇《こうしん》テープ」です。

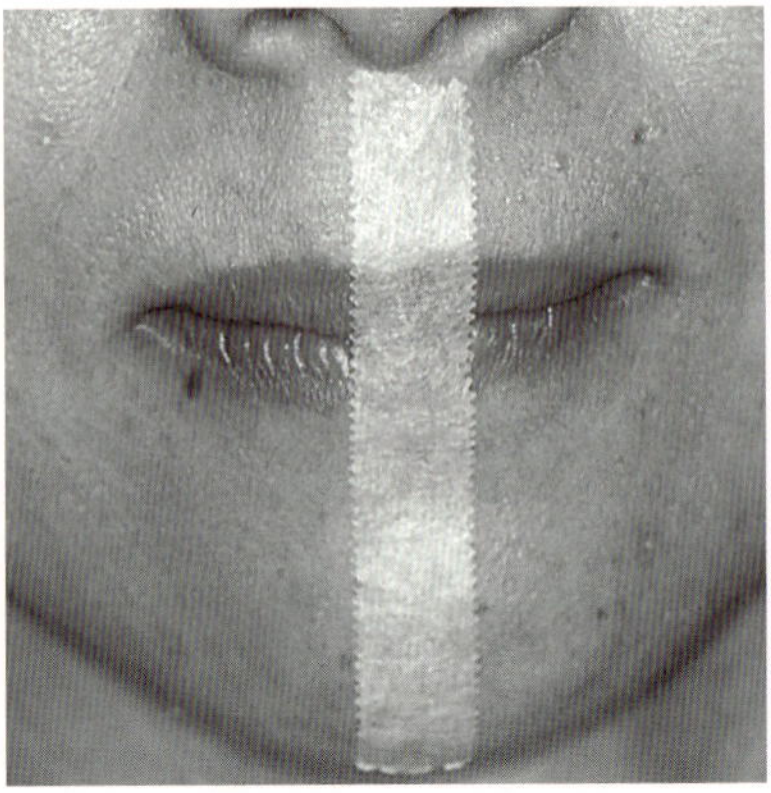

図７　口唇テープ

口呼吸を続けいると歯並びやあごの骨、口やのど周囲の筋肉が口呼吸型（p.118〜参照）になってしまうので、口を閉じることが難しくなります。そこで、口を閉じて鼻呼吸を続けることによって、それらの形を「哺乳類《ほにゅうるい》に義務づけられた呼吸型」に戻す必要があります。つまり、口やその周囲の使い方を正しくすると、鼻呼吸が自然にできるようになるのです。

口を開いていることには、いろいろな危険性があります。まず、乾燥です。口からのど、おなかに続く粘膜は、十分に潤っていないと機能が果たせません。乾いてしまうと表面に細菌や汚れが付きやすく、体内への侵入を許してしまいます。体を守る免疫にとって大切な役割を果たしている扁桃《へんとう》（腺）がのどの周囲にあります。ここが乾いて十分に機能が果たせなくなると体の抵抗力が低下します。口の中が乾燥すると、物を食べると傷（口内炎）ができる、味がわからなくなる、咀嚼《そしゃく》できなくなる、飲み込めなくなる、ムシ歯が増えるなどさまざまな障害が起こります。

次に、あごの位置がずれやすくなります。そして、前歯がどんどん前へ出てくることです。上下の唇を正しく接していると、あごの左右へのずれが起こりにくいのが、容易にわかっていただけるでしょう。ただし、くいしばってはいけません。上下の歯をくっつけないで少し離しておくことが大切です。

前歯は唇の裏側に位置するようになっているので、外からの押さえる力が弱いと、加齢とともに前方へ飛び出てきます。

口唇テープを張って寝る、この療法の結果、いろいろな病状が改善したという報告が届いています。まず、起床時に今までカラカラだったのどがすっきりしてくるようです。さらに長期間続けた人では、あごの痛みがなくなった、前歯がへこんだ、歯並びが良くなった、歯の揺れが止まった、口臭が消えた、歯ぎしり・くいしばりがなくなったなどがあります。さらに歯科疾患以外に、風邪をひかなくなった、鼻炎・ぜんそく・花粉症、アトピー性皮膚炎などの症状が改善した、血圧や尿酸値、血糖値が下がった、うつ病の薬をやめることができた、いびきや閉塞型睡眠時無呼吸症候群が治った、お肌がすべすべになったなどいろいろな改善例を聞かせてもらっています。口呼吸習慣を鼻呼吸に変えたら、慢性じんま疹、関節リウマチなどが改善したとの報告もあります。

口の乾燥を防ぐだけならマスクをして寝るのもよいかもしれません。使い捨てのマスク以外に市販のガーゼマスクを二つ折りにして口だけを隠す方法もあります。ただし、唇を閉じないと、あごや舌の位置の修正はできません。

〈注意点〉

口を閉じるのがよいと言っても、ガムテープで強く閉鎖するのは危険です。くしゃみをしたときに鼓膜が破れるなど、耳を傷める可能性があります。急ぐときにしゃべれなかったり、せき込んだときに窒息したりときわめて危険です。

あくまで口唇テープは補助的な療法です。まずは、道具に頼らず「鼻で息をすること」を強く意識しましょう。そして、基礎的な疾患がある場合もありますから、それぞれの病状についてかかりつけや専門の先生によく相談をしておきましょう。

たかが歯磨き、されど歯磨き——こんな歯磨きにご用心

最近では、ムシ歯や歯周病の予防に歯磨きばかりが聞こえてきます。食事をすると、食物の中の砂糖やでんぷんなどの炭水化物が分解されて糖類ができます。そして、それを材料として、口の中にいる細菌が体に迷惑をかける酸や毒素、環境をつくりだします。酸や毒素が長時間一カ所にたまっていると、障害が出てくるのです。歯に作用するとムシ歯に、歯ぐきに作用すると歯肉炎（歯ぐきが腫《は》れる病気の一種）となります。食後すぐに不要な食べ物を口の中から取り除くことは、ムシ歯や歯周病予防の観点から原因を除去することで、有効な方法のひとつです。

しかし、本来、人の体には自前の抵抗力があります。口では、歯や歯ぐき、粘膜を守るために、唾液が大量に分泌されています。口の中で産生された酸や毒素は、唇やほおの粘膜でこすられたり唾液で洗われたりして、歯や粘膜の表面から取り除かれています。歯と歯の間に食べかすなどがたまっていると、唾液の流れが悪くなり、歯と歯ぐきの抵抗力が低下してしまいます。とくに、高齢者では歯ぐきがやせて歯と歯の間など食べ物がたまる場所が増えてくること、唾液の分泌量が減ってくること、唾液の性能が低下することなど、体の抵抗能力が低下してくるので注意が必要です。高齢者に限らず、薬の大半は交感神経の緊張を高め唾液の分泌を抑制する傾向があるので、口の中

がよく乾く人は主治医の先生と早めに相談をしましょう。冷たい飲み物や食べ物も交感神経を優位にするので、唾液の量を減らしそうです。

歯磨きをすると、唾液がたくさん出てきます。唾液を多く出すこと、出す練習をすることは健康に有効です。それ以外に歯磨きの効用はたくさんあります。

歯を磨くと口の中がさわやかになり目が覚めますね。眠いときに歯を磨くと目が覚めませんか。つまり、朝の歯磨きには目覚まし効果があるのでしょう。副交感神経が優位な睡眠状態から交感神経が優位な活動状態へ早く移行するのに有効ではありませんか。集中力を高める効果にもつながりそうですね。アメリカ大リーグでは、グラウンドに出る前に歯を磨く選手もいるようです。ある小学校で行った実験では、歯磨きをした後に児童の計算能力が上がっていました。

そして、食後やお出かけ前に歯を磨くのはどうでしょうか。人と会うときに前歯にネギが挟まっていると、みっともないですね。できる商談も成立しないかもしれません。日ごろのエチケットやマナーとしても役立ちます。体を清めることと口をきれいにすることとに共通点もありそうです。

歯磨き習慣は、大人になってからではなかなか定着しにく

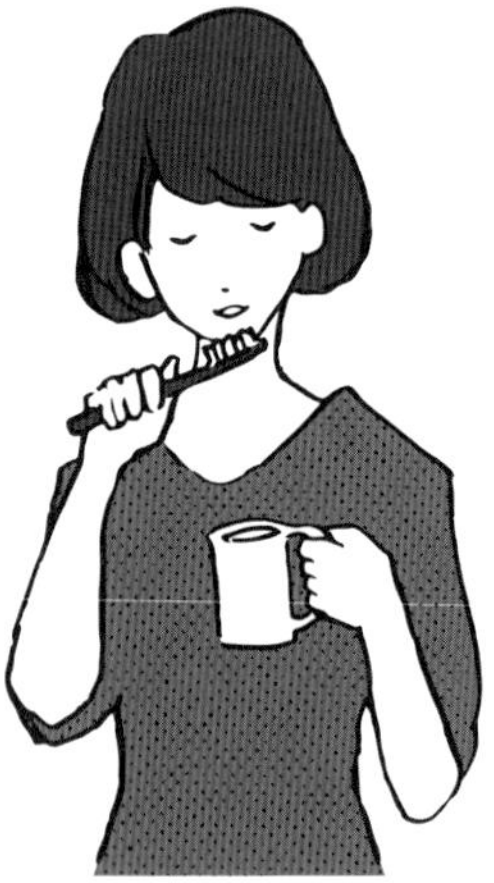

いものです。幼児期からやさしくていねいな歯磨きを心がけておきましょう。決して力ずくで汚れだけを取ろうと思わないようにしてください。毎日何気なくしている歯磨きですが、やり方を間違うと、とんでもないことが起こります。

歯が歯ぐきのそばで、皿状やくさび状にすり減っていませんか。年を取ったり歯に横向きの無理な力が長期的にかかったりすると、歯を支えている骨が溶け、歯の根の部分が露出してきます。歯の根は、噛む部分のように硬いエナメル質で覆われていないため、比較的容易に歯質がすり減ります。ゴシゴシ磨きのように力任せの長いストロークでの歯磨きは、毛先が早く動いて歯の膨らんだ部分が強くこすられます。これでは、汚れのたまりやすい歯と歯の間のくぼみに毛先が届かないだけでなく、歯がすり減る危険性が高くなります。冷たいものがしみる、歯ブラシの毛先が当たるとチクッとするなど、「知覚過敏《ちかくかびん》」になることもあります。くさび状にすり減るときは、かみ合わせなど歯にかかる無理な力が原因になっていることがほとんどです（図8）。

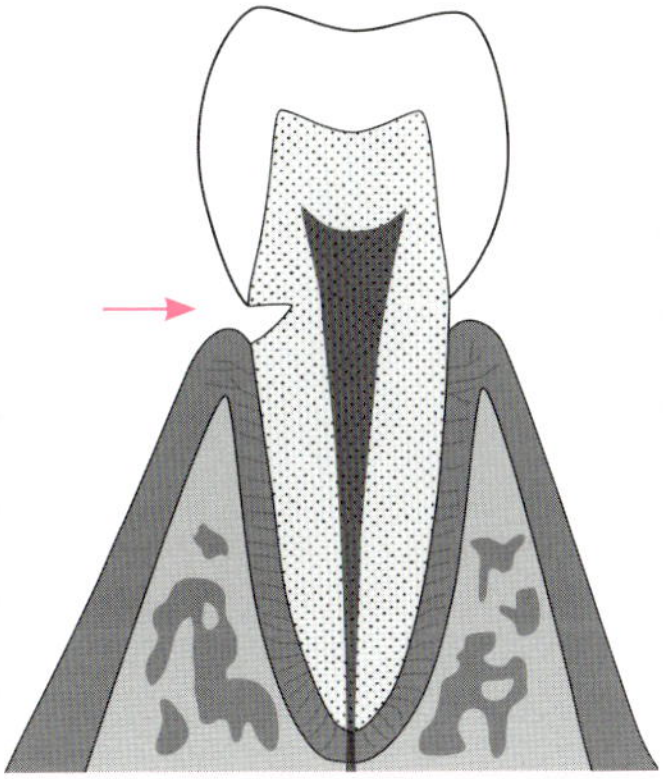

図８　歯のくさび状欠損

食事をすると口の中が酸性になり、歯の表面が溶け一時的に柔らかくなります。このときの歯磨きには、より注意が必要です。果汁や健康酢、炭酸飲料など酸性の飲み物も同様です。溶けた歯は健康な唾液により半時間ほどで再石灰化し硬さも戻ります。歯のすり減りが目立つなら、食後すぐの歯磨きや力任せのゴシゴシ磨き・シャカシャカ磨きを避け、やさしく小さな円運動を心がけましょう。

歯は地面に植わった杭《くい》のように骨によって支えられています。これは縦方向の力には強いが、横からの力には大変弱い構造です。十グラム程度の小さな力でも、持続的あるいは反復的に横方向に作用すると、歯は押された方向に動きます。同時に歯が伸びて、見える部分が長くなります。歯並びの壊れは審美《しんび》的だけでなく、機能的な障害になります。年を取って前歯にすき間ができて外に開いてくる方を多く見かけますが、外から押さえる唇の力が緩み、内側から外へ押す力が勝るからです。前歯の裏側を磨くときに歯ブラシで前方へ引っ張るのは同類の力となります。歯ブラシの取っ手に近い角の毛先を使い、やさしく小さな円運動を心がけましょう。

毛先で強くこすったりプラスチックの部分が歯ぐきに当たったりしたときに、すり傷や口内炎が生じます。口の中は粘膜で、皮膚のように強くありません。口呼吸習慣やぽかんとあいた口など、口の中が乾いた状態が続くと粘膜の表面が乾燥し、小さな傷への抵抗力が低下します。

口臭の原因として、舌の汚れを指摘されることがあります。そのときに歯ブラシで力任せにこすると舌の表面が傷つき、ヒリヒリしたり味覚に障害が出たりすることもあるようです。専用の道具を使ったり、やさしくこすったりするように心がけましょう。粘膜は表面がぬれていてこそ、汚れが洗い流されます。少しでも多く噛むことや口の中の乾燥を防ぐことは、舌や粘膜の汚れを減らすために必要です。

いくらがんばっても口の中に汚れは残ります。唾液は歯を溶かす酸を中和したり歯ぐきを腫らす毒素を分解したり、汚れを洗い流したりして病気の予防や健康維持に役立っています。歯磨きなど口を刺激すると唾液がたくさん出てきます。逆に不規則な生活をしたりストレスを受けたり薬を常用したりしていると、唾液の量が減ってしまいます。歯ぐきのきわをていねいに磨くだけでなく、口の乾燥にも気を付けましょう。

成人期以降では、歯と歯の間のすき間が広くなってくるので、そこに毛先をきちんと入れてかき混ぜるような小さな円運動がお勧めです。歯の表面の少しでも多くに毛先が当たるように心がけてください。歯磨きには、目覚ましやお出かけ前のエチケット、緊張感を高めるなどの効用もあります。正しい方法で口や心身の健康に役立ててください。

健康な体をつくる毎日の習慣

歯周病の治療が糖尿病を改善する

生活習慣病の代表に挙げられる糖尿病ですが、そこにはさまざまな危険が潜んでいます。近年、糖尿病と歯周病が相互に関係していることがはっきりしてきました。

糖尿病は、腎臓や網膜、神経系、血管などに障害を引き起こすことが以前より知られています。最近の研究では、糖尿病（予備軍を含む）の人は、そうでない人に比べ、アルツハイマー病になる危険性が高いという結果が出ました。ほかにも、がんや脳梗塞、心臓病も発病しやすいようです。

さらに糖尿病は患者の口では、歯周病が進行しやすく歯を失いやすいことが以前から指摘されています。糖尿病は血糖（血液中のブドウ糖）が多くなる病気です。その結果、尿が増え唾液の量が減り、口が乾きます。健康な状態では、唾液が口の中の細菌がつくる酸を中和したり毒素を分解したりし、さらに、汚れを洗い流して良い環境を維持しています。したがって、唾液が減ると口の清潔度が悪化するので、歯ぐきを腫らす細菌が増えやすくなりますし、ムシ歯もできやすくなります。さらに、唾液中の糖分濃度が高くなることは、歯周病菌が増殖しやすい環境を招きます。同時に、細菌をやっつけてくれる白血球も働きが鈍くなり、体の壊れた部分を修復する能力も低下します。

たんぱく質も影響を受けるので、コラーゲン線維の減少や変性により組織の弾性が低下します。つまり、血管にも障害が生じるので、指先などの末梢では血行不良からさまざまな障害が起こります。歯を支える骨や歯ぐきも細い血管を通過する血液によって養われているので、歯ぐきが腫れたり歯を支える骨が吸収したりして歯周病がひどくなりやすい状況をつくります。

また、血液中の中性脂肪や悪玉コレステロールにも影響するので、関連するほかの病気も気になります。

歯を抜いた後や歯石を取った後二日間は、献血できないのをご存じでしょうか（図）。そのときにできた歯ぐきの傷から細菌などが血管の中に入り込むからです。歯ぐきが腫れたり化膿したりすると、そこに潜む細菌自身や細菌につくられた毒素が血液の流れに乗って全身へ流れます。

歯ぐきが腫れていると、血糖値を下げるインスリンの作用が低下し、ふだんより血糖値が高くなります。健康な人では、インスリンがさらに分泌され血糖値が下がりますが、糖尿病の人では血

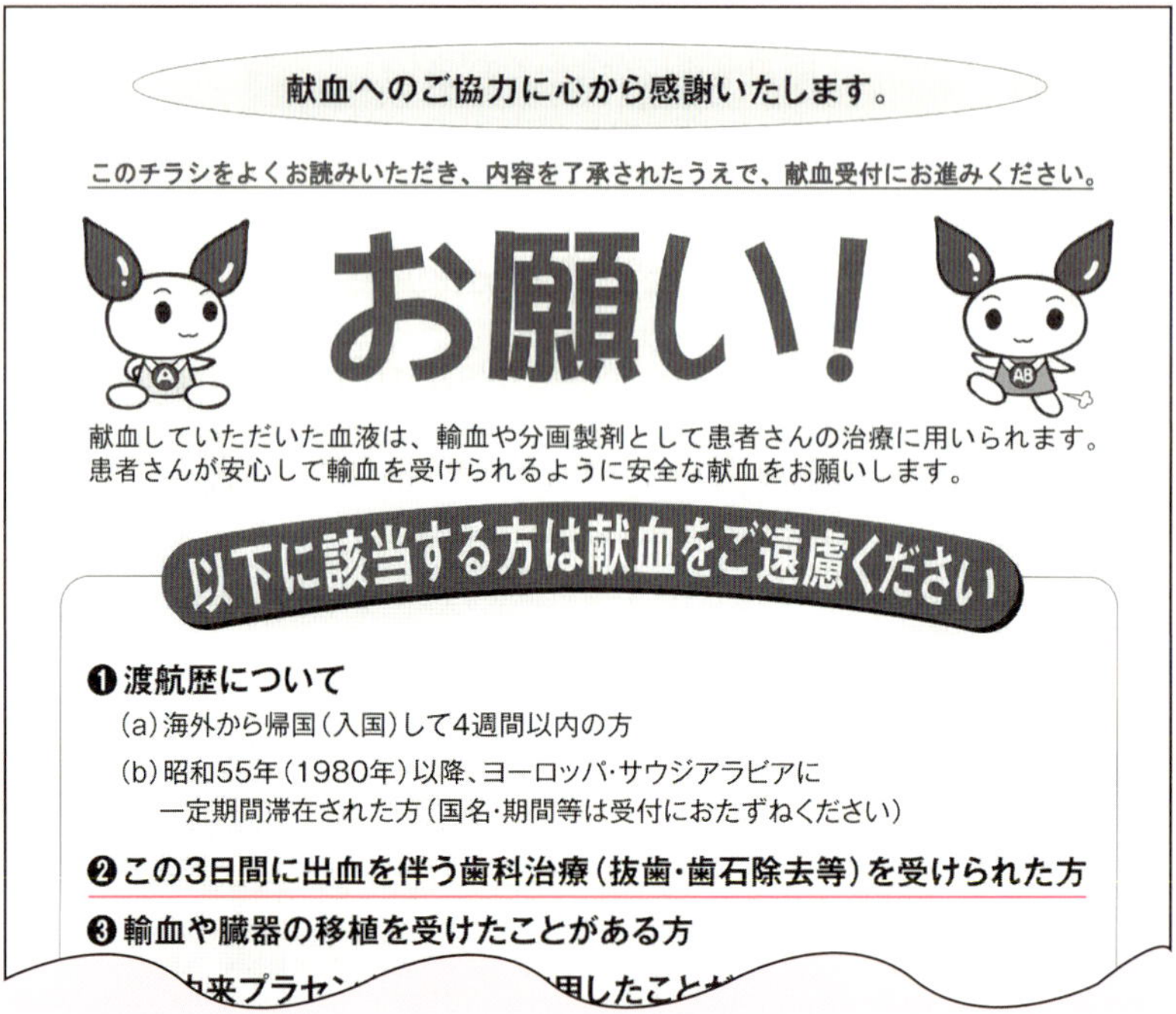
献血へのご協力に心から感謝いたします。

このチラシをよくお読みいただき、内容を了承されたうえで、献血受付にお進みください。

お願い！

献血していただいた血液は、輸血や分画製剤として患者さんの治療に用いられます。

患者さんが安心して輸血を受けられるように安全な献血をお願いします。

以下に該当する方は献血をご遠慮ください
❶渡航歴について
(a) 海外から帰国（入国）して4週間以内の方
(b) 昭和55年（1980年）以降、ヨーロッパ・サウジアラビアに
一定期間滞在された方（国名・期間等は受付におたずねください）
❷この3日間に出血を伴う歯科治療（抜歯・歯石除去等）を受けられた方
❸輸血や臓器の移植を受けたことがある方

図 献血時の注意事項

糖がコントロールされにくくなります。

　実際に、歯周病で腫れた歯ぐきをていねいに掃除したり歯の揺れを止めたりして歯周ポケットを浅くすることに成功すると、血糖値の改善が認められることがよくあります。

　歯がぐらついたりなくなったりすると、十分に食べ物を噛むことができません。柔らかい食べ物ばかりで噛む回数が少なくなると、口の中に細菌の塊である歯垢《しこう》を多くためることになります。あまり噛まずに食べると満腹を感じる前に多量に食べてしまいカロリー超過から肥満になり

やすいと言われていますし、食後高血糖を招きやすくなります。過度のストレスも血糖値を高める傾向があります。

回数を多く噛むためには、ふだんから鼻で呼吸することを心がけておく必要があります。口の中に物を入れた状態では、鼻で息をするしかありません。当然ながら、哺《ほ》乳類の呼吸は鼻でするものですから、口呼吸ではのどを傷めたり姿勢が崩れたりするなどの弊害が現れます。歯周病の治療とともに、規則正しい生活や鼻呼吸にも努めましょう。

タバコの歯なし

レストランや駅などの公共施設で喫煙が禁止されるように、最近ではタバコを吸う人の肩身がどんどん狭くなっています。病院はもちろん、歯科でも禁煙指導が進められています。感情的にダメというのでなく、喫煙の良し悪しを冷静にみていきましょう。

ご存じのように、タバコの煙にはタールやニコチンなど多くの化学物質が含まれています。そして、それらの大半は体にとって好ましくありません。ニコチンには筋肉とくに血管を収縮させる作用があるため、血の流れが悪くなります。たとえば、切断した指を手術でつないでも、タバコを吸うと十分な血液が通わずくっつかないそうです。昔、ハエの幼虫であるウジ退治に、タバコの吸い殻をひたした水が使われていたのも同じです。体の営みは、血液によって酸素や栄養が運ばれ維持されています。それを妨げると、いろいろな障害が起こってあたりまえですね。いろいろな化学物質（ケミカルストレス）や過労、酷暑・極寒などの厳しい環境（フィジカルストレス）、メンタルストレスなども交感神経を優位にしますが、同じように血液の流れが悪くなるので注意が必要です。

タバコを吸うと化学物質だけでなく、高温で乾燥した空気が口から気管、肺へ流れ込みます。口から奥の表面は粘膜《ねんまく》ですから、熱く乾いた気体にさらされると乾燥し、場合によっては、やけどになります。粘膜は外界と体内の境界にあり、体の中へ異物が入り込むのを防ぐ大切な免疫器官《めんえききかん》です。粘膜をいじめるのは体の抵抗力を弱めることにつながります。

口で呼吸する習慣のある人や口をぽかんとあいている人は、ふだんから粘膜が乾燥気味なのでより注意が必要です。せきやたんは粘膜の表面に付いた異物を吐き出す反応です。せき・たんが増えるのは粘膜表面の汚れが増えるからです。ところが、粘膜がさらに乾くと汚れがたまるだけでなく、粘膜の外界とのバリヤーが十分に機能せず、体を守る機能も低下してもっとひどい状況になってしまいます。

タバコの吸い口が当たる前歯や上あごの奥歯の内側に黒い帯状の汚れが付くのは、タールなど唾液に混ざった物質が乾燥により沈着したものです。理屈は歯石も同じで、唾液中のカルシウムの沈殿です。

パイプをくわえる習慣によって、前歯の歯並びが壊れることが知られています。紙巻タバコは柔らかいですが、歯が十グラム程度の力で動くことを考えると同じことが起こっても不思議ではありません。

タバコを吸うと歯の表面や粘膜が乾くので、舌でなめて歯や唇を唾液でぬらすことが多くなります。このとき歯を裏から舌で押すこととなり、歯並びが崩れたり歯が揺すられたりして歯周病を進めることになります。

また、タバコを吸う人はその周囲に煙をまき散らしています。煙には多くの害があり、周囲の人に影響を与えます。とくに副流煙《ふくりゅうえん》と言われるタバコから直接出る煙にはアンモニアなどが含まれ、より悪い影響を与えると言われています。家庭内では家族や胎児への影響もあります。子どもでも歯が黒っぽく汚れたり、歯ぐきの色が変わったりします。

精神的な安らぎを求めるなど、喫煙者の言い分もたしかに無視できません。でも、心筋梗塞や肺がん、胃がん、十二指腸潰瘍《かいよう》などいろいろな病気の危険性が報告されています。口腔がんではその多くにタバコが関係していると言われています。もちろん歯周病でも喫煙者のほうが進行しやすく、歯の喪失も多くなります。

最近では、歯科でも禁煙支援をしているところが増えてきました。なかなか禁煙が進まないようなら、一度相談されてみてはいかがでしょうか。

歯痛と肩こり

「歯が痛いのは肩こりが原因だと思うのですが」と言ってこられる患者さんが多くいらっしゃいます。逆に「歯が痛くて肩がこる」とおっしゃる患者さんもいます。

そのようなときの口のトラブルは、ほとんどが歯周炎《ししゅうえん》です。ただし、多くの患者さんを診ていると必ずしも肩こりが歯の不調の始まりではないようです。

歯周炎とは歯周病の一種で、歯の支持組織（歯を支えている骨や靭帯《じんたい》など歯の周りの部分）に起こった障害です。進行すると、歯を支える骨が溶けて歯を十分に支えられなくなり、ひどくなると歯が抜け落ちる病気です。

歯はカチカチと噛むようにできていますから、くいしばりや歯ぎしりのように持続的な圧迫には耐えられません。圧迫が続くと、歯と骨の連結部に血が十分に通わなくなり障害が生じます（症状：噛むと痛い）。また、歯は地面に立つ杭《くい》や家の柱と同じで、縦方向の力には対応しているのですが、横からの力にはきわめて弱く十グラム程度の力で容易に傾きます。したがって、傾いた歯（八重歯や悪い歯並び）では噛む力に耐えきれず、歯がより傾いたり、歯が揺すられてぐらついたりして思うように噛めなくなります。さらに歯の揺れが続くと歯と骨の連結部が壊れ、できたすき間に唾液（細菌）が入り化膿します（歯槽膿漏《しそうのうろう》）。よりひどくなると、歯はぐらぐらしてきて抜けてしまいます。

肩こりは、局所の血行不良によって生じる筋肉症状と言われています。長時間の正座で足がしびれるように、筋肉や関節は無理な姿勢でじっとしていると血のめぐりが悪くなってさまざまな障害が生じます。若いころは大丈夫でも、年を取ると問題が起こりやすいのです。また、障害の多くは左右どちらかに生じています。つまり姿勢や使い方の左右差が強く関係しているのではないでしょうか。

うつ伏せや横向きの寝相《ねぞう》が習慣になっていると、下になった肩・腕に血が通いにくくなり、しびれ感などがでてきます。歯は、枕やふとんでほおからの圧迫を受け、内側へ押されます。横からの力に耐えられない歯はさらに傾き、かみ合わせが崩《くず》れ、噛む力に負けてさまざまな症状が出現します。そのような問題を起こしやすい寝相を生み出す原因には、小さいころからの習慣、左右の偏《かたよ》った筋肉の使用（スポーツなど）、食べ過ぎ、過度の飲酒、メンタルストレス、室内環境、横を向いている姿勢（テレビ、食事、会話）、片側ばかりで噛む癖などがあります。基本的な生活習慣ですから子どものころから気を付けておくことが必要です。

体調が悪くなると、体の抵抗力が低下して、体の弱いところに問題が生じることもあります。疲れると上を向いて寝られないこともあります。でも、一度ご自分で意識してみてはいかがでしょうか。

口から始めるメタボ対策

以前より、肥満、高血圧、糖尿病、高脂血症は「死の四重奏」と言われ、脳梗塞や心筋梗塞、狭心症、閉塞性動脈硬化症などに危険性が高くなると警告されていました。メタボと略されるメタボリックシンドロームは、内臓脂肪の蓄積が主体で、動脈硬化や動脈硬化につながる生活習慣病を引き起こすようです。

現在、メタボの診断基準では内臓脂肪の蓄積が必須条件で、腹囲（へその高さでの腹周り）が男性で八十五センチメートル以上、女性で九十センチメートル以上とされています。そして、血圧、空腹時血糖、血中脂質（中性脂肪、ＨＤＬコレステロール）のうち、二項目以上に異常が認められるとメタボと認定されます。

腹囲の大きい人では、多くの場合、内臓に脂肪が多くたまっています。他の条件は動脈硬化などで、血管が詰まったり破れたりして単独でもいろいろな病気になりやすいと言われています。健康施策として「特定健康診査」と呼ばれる、メタボ対策が取り入れられ、保健指導が重視されるようになりました。これによって、さまざまな生活習慣病が引き起こされ、その症状がひどくなるのを防ぐことに役立てようとしています。

肥満を一言で言うと、「体内での過剰なエネルギーの蓄積」です。つまり、必要以上に体内に脂肪がたまった状態を肥満と考えるとわかりやすいでしょう。

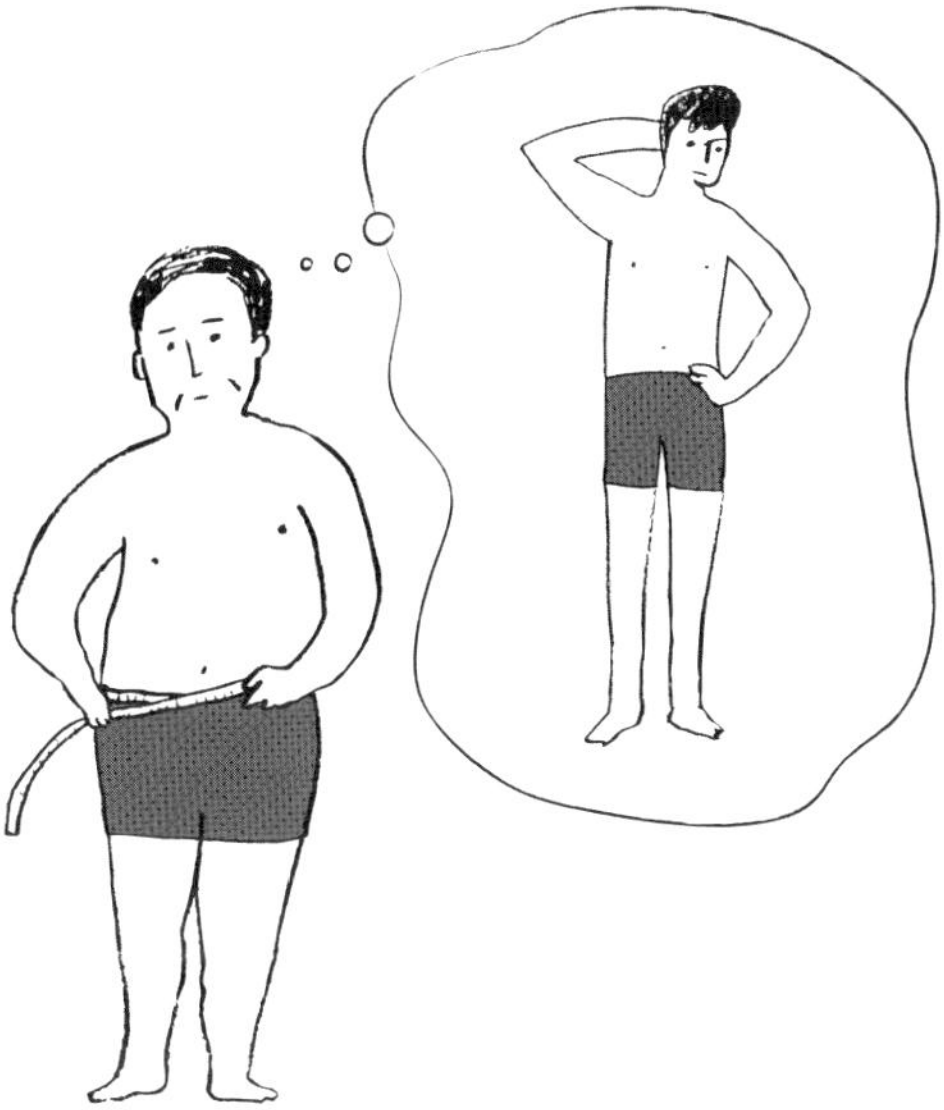

したがって、食べ過ぎをやめるか、積極的に体を動かす、運動をするのもよいことです。メタボなどは慢性の症状ですから、急に改善できません。こつこつ努力することが必要です。また、運動をせずに食べる量を減らしすぎると、必要な筋肉が細くなり運動能力や体力、骨密度が低下するので注意が必要です。

メタボや肥満のある人には、歯周病がひどくなる傾向があります。具体的には歯ぐきがよく腫れています。また、血糖値の高い人では、歯の数が早く減ること、歯周病が早く進むことがはっきりしています。腫れている歯ぐきを改善すると、血糖値が下がることもあります。逆に、血糖値が改善すると歯周病が軽減してくることもみられます。

メンタルストレスの解消に、食べ過ぎることもあるでしょう。高カロリーの清涼飲料水を飲みたいこともあるでしょう。でも、取り過ぎると危険です。とくに、冷たい飲食物の過剰摂取は内臓を冷やし、消化吸収や代謝など体内の化学反応をさまたげるので注意が必要です。

アメリカでは、肥満になる人は自己努力が足りない、自分の生活が管理できていないと注意されることがあるようですね。それは、口の健康管理にもまさしく当てはまることです。

肥満解消への一番のお勧めは、食べ方の改善です。しっかり噛んで食べることは、満腹感が早く生まれ、食べる量の減少と全身の筋肉を使うエネルギーの消費につながります。

食物は歯で噛み砕かれ、唾液をはじめ多くの消化酵素や胃腸の動きで消化されて、少しずつ吸収されます。しかし、砂糖のように消化が不要な食材は、すぐに血液内に運ばれるので体に多くの負担がかかります。そのときの体の対応が、「切れる性格」につながるという意見もあります。

噛むために必要なものは、健康な口で、歯並びかみ合わせが大切です。歯が抜けていたり、ぐらついていたりするのも好ましくありません。きれいにかみ合っていないと効率が悪いですね。鼻呼吸や姿勢も大切です。回数を多く噛むためには鼻で息をすることが必須です。噛むときには、首や背中の筋肉も仕事をしています。したがって、テーブルなら、いすに座っても足をきちんと床につける、畳の上なら正座して背筋を伸ばすことが求められます。

噛むことは、小さいころから培《つちか》われてきた基本的な生活習慣です。子どもにしっかり噛ませるためには、『良い手本』を周囲の大人が見せることが大切です。食材を選んだり調理方法を考えたりして噛む習慣をつけましょう。これが将来のメタボ予防につながります。

歯科疾患の大半は再発

歯科検診（健診）や健康相談に行くと、「すぐに悪くなる」、「あちこちで外れてくる」、「年に何回もお世話になる」というような声をよく耳にします。おもな原因は再発ですが、どうしてでしょうか。

歯科で扱う病気の大半は、ムシ歯と歯周病《ししゅうびょう》です。そして最近では、顎関節症《がくかんせつしょう》の相談を多く受けるようになりました。

そのほか、歯並び・かみ合わせの異常、舌や口の中の粘膜《ねんまく》に起こる口内炎・潰瘍《かいよう》・ポリープ・がん、唾液を作る唾液腺の病気、唇の荒れやひび割れ、噛むなどあごを動かす筋肉に生じる障害、顔面・口の神経麻痺・神経痛、味覚障害、各種腫瘍など顔の下半分に起こるさまざまな疾病や機能障害、あご・顔面の変形症などは歯科で対応します。さらに、歯や口やその周囲の病気が原因で心臓や腎臓、脳など他の場所に障害が起こる場合もありますから、原因として内科など他の診療科から相談を受けることもあります。

多くの方が歯・口の病気、とくにムシ歯と歯周病では苦労しているようですね。年を取れば歯もあごも弱るものと思っていませんか。でも、よく診《み》てみると、歯科治療の大半は再発によるものなのです。歯で困っている方は、一度自分や家族のことを振り返ってみてください。

ムシ歯ができて詰めてもらっても、何年かするとまた痛くなることや詰めものが外れてしまうことがよく起こります。次に治療しても、また悪くなる。その繰り返しで、歯がどんどん削られて神経を取ってしまわないといけなくなる。こうなると、歯が割れると困るので、通常は金属冠でかぶせます。次に冠の中の歯（根）がムシ歯になって外れてしまうと、多くはその歯を抜くことになります。

一方、歯ぐきが腫れたり、歯が揺れて噛めなくなったりしても処置を受けると症状は落ち着きますね。でもしばらくすると、また痛んでくる。そんな繰り返しで歯がぐらぐらして歯ぐきに膿《うみ》がたまってくると、抜くしか方法がなくなるのです。抜けた場所にブリッジや入れ歯を作っても、歯がなくなった原因を取り除かないから、次から次へと同じ病気が出てくるのです。

顎関節症《がくかんせつしょう》も同じです。「口を開け閉めすると痛い」と言ってきた患者さんでは、一旦治しても数カ月、数年すると同じあるいはよりひどい症状にて再来院することがよくあります。また、歯並びを治す歯科矯正治療でも再発が起こります。見栄えの問題でなく、でこぼこの傾いた歯は年を取ったときに、噛む力に負けてしまうのです（歯周病）。そこで歯並びを治すのですが、一度きれいに並んでも再発することがよくあります。

ほかの病気も同じように考えると、何度も風邪をひく人や熱を出す人、関節が痛くなる人、腰痛のある人など、一度原因を考えてみてはいかがでしょうか。規則正しい生活習慣や背筋を伸ばした姿勢、睡眠、呼吸など少し改めると、体の抵抗力を強め、再発を防げるかもしれません。

原因を取り除いて治療を済ますと、良い状態が長く続きます。材料の劣化による壊れもありますがそんなに頻発しないものです。定期健診にこられたとき、再発がなくきれいで十分に機能していたら非常にうれしく感じます。病気の原因を少しでも減らすようにがんばってみてください。

検診と健診

小学校で受けた歯科検診は、ムシ歯に対して早期発見・早期治療を主目的としたものでした。昔は国民病と言われたほど子どものムシ歯が多かったので、対象疾病を明確にした病気探しでした。つまり、検診と呼ばれるものです。がん検診も同じように危険視している病気がはっきりしています。

ところが、近年では予防の考え方が普及し、病気になる原因を見つけて、早めに原因を減らして発症を防ぐ、重症にならないようにすることが重要視されるようになってきました。

一方、以前から行われている健康診断を健診と略しますが、あくまで病気のスクリーニング（疑わしい症状・所見を簡単な手段で高い確率で見つけること）です。決して治療をイメージした病気の診断ではありません。

したがって最近では、健診は健康診査の略と考えられます。状態を客観的に診て、疾病があれば指摘する、兆候や危険因子があれば的確な保健指導により発症や重症化を防ぐことが望まれます。ちなみに、検診も健診も、健康保険は使えず、自費となります。

3 乳児から始めるビューティーエイジングの習慣づくり

健康な口づくりは乳児から

子どもの歯は生え代わると、油断していませんか。乳歯がきちんと仕事をしないと、心も体も育ちません。乳歯は将来の健康の鍵を握っていますから、もっと大切にしてほしいです。

乳歯は、生後半年ぐらいで下の前歯から生え始め、二歳半くらいで上下合わせて二十本が生えそろいます。赤ちゃんの歯ぐきは平らですが、歯が生えるにしたがって歯を支える骨（歯槽骨《しそうこつ》）が大きく分厚くなり、土手状に高く成長してきます。この骨は、歯に加わった力が刺激となって大きくなります。

六歳ごろ、下の前歯が抜け永久歯へ生え代わります。同じころ、乳歯の後ろに大きな「六歳臼歯《きゅうし》

（第一大臼歯）」が生えてきます。そして、横の歯が順に永久歯へ生え代わり、十二歳ごろ、第一大臼歯の後ろに「十二歳臼歯（第二大臼歯）」が生えてきます。歯の根や支える骨ができて、永久歯の歯並びやかみ合わせ、あごの関節が完成するのは、十七、八歳くらいです。

さらにその奥に生える親知らずを含め、永久歯は三十二本あります。しかし、親知らずがきちんと生えるのは一割くらいの人で、多くは生える場所が足りません。また、親知らずがない人も増えてきています。ちなみに、歯は受精後二週間ごろからつくられます。それくらい、歯は乳児にとって大切な臓器です。

ご存じのように、歯は食べる、話すなどの動作を効率良くするために必要です。ヒトでこそ、歯がなくても生きていけますが、野生の哺乳動物では歯がないと生きていけません。エサとなる動物を捕えたり、葉や実をむしり取ったり、土中の食べ物を確保したりできないからです。

基本的な歯の仕事は、永久歯も乳歯も同じです。ところが、乳歯の時期は、体の成長発育や動作・感覚の修得をしなければいけないのでより大切です。

ヒトでは、下あごが体の重心や動作の方向を示すなど、あごはいろいろな仕事をしています。まず、しっかり噛んであごを大きく育てましょう。噛むには歯に食べ物を載せることが必要で、舌がその仕事をしています。口を閉じて噛むと、歯列に適切な外向きの力が働きあごが育ちます。

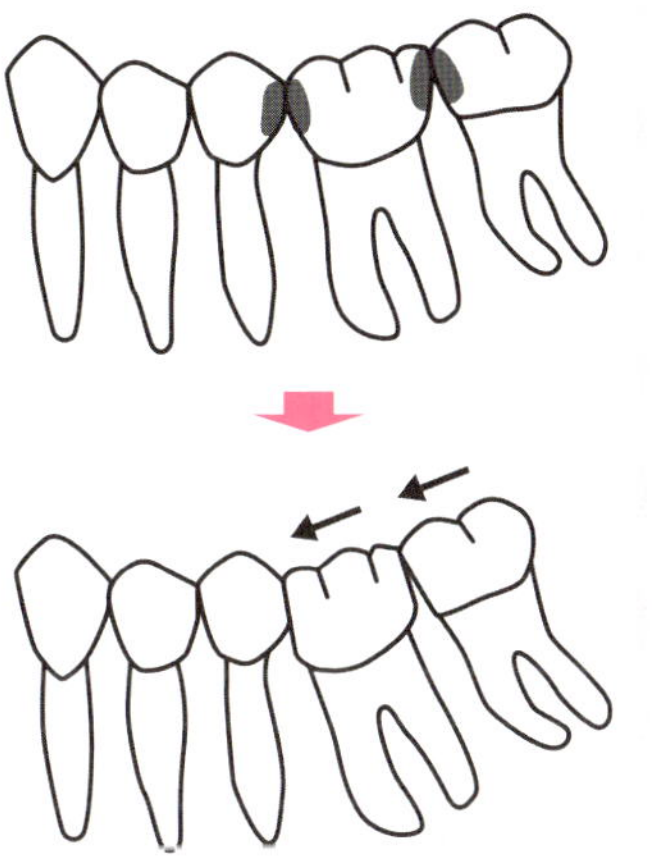

図１■ムシ歯（上）と歯の傾斜（下）

また、噛むと歯を介してあごの骨に力が加わるので、歯の根や歯を支える骨がしっかり育ち大きな力に耐えられるようになります。負荷が小さいとあごの骨が育たないので、歯周病に対する抵抗力も弱くなります。

話すこと、噛むこと、バランスを取ること、笑顔をつくることなど、口には多くの役割がありますが、子どものときに習得しておかないと十分な口・あごの機能を発揮できないことがあります。インドで発見された狼少年が、大人になっても十分には話せなかったように、大きくなってから練習してもなかなか改善しないものです。

乳歯のムシ歯を、生え代わるからといって甘くみていませんか。子どものムシ歯では歯と歯の間にできるものが少なくありません。ここにムシ歯ができると歯の幅が小さくなるので、歯と歯の間が狭くなり、歯並び全体の長さが短くなります。それは、奥から生えてくる第一大臼歯が本来の位置より手前に傾いて生えてくることになります（図１）。すると、歯並びが短くなるので、永久歯に生え代わったときにでこぼこの歯並びになる可能性が高くなります。乳歯が早く抜けても同じです。傾いた歯は歯周病に弱いので年を取ったときに困ります。

ムシ歯は大きくなると痛くなり、親は夜中に起こされることもあります。乳歯のムシ歯は進行が速いので、神経が腐ってしまい、歯ぐきやほお、顔が腫《は》れることもよくあります。痛いといって噛まないと、あごの成長発育にも悪影響を与えます。片方ばかりで噛む癖がつくのも左右差をつくるので困ります。大人になってから困らないように、乳歯も大切にしましょう。

①子どもの顔は親のせい ― 猫背になっていませんか？ 口は開いていませんか？

ヒトの体は、受精後、細胞分裂を繰り返して数を増やします。そして、細胞がそれぞれの器官や臓器に特殊化し大きくなり、成長発育の言葉どおり一人の体を作っていきます。勝手に大きくなったと思う方が多いでしょうが、その過程は複雑で、単純に遺伝子のみに依存するのではなく、体の外、社会とのやり取りとともに成り立っています。そのような後天的なことがらも、個性あるいは質や形の微妙な違いになっています。

お母さんのおなかの中にいるときでも、同じです。たとえば、お母さんが病気や激しい運動、喫煙などで血中の酸素量を減らすと、おなかの赤ちゃんにも影響が出ます。胎児では受精後三週くらいから（多くは妊娠に気付いていない時期）心臓がつくられます。たとえば、そのときに十分な栄養や酸素の刺激がないと満足な形が完成されないので、心臓に奇形が発生する可能性が高くなるのではないでしょうか。とくにタバコの影響であるニコチンは血中濃度が母体より胎児のほうで高くなるので、悪い影響を起こしやすいようです。放射線や化学物質（薬剤）ばかりが危険なのでなく、このような何気ない大人の行動が子どもに影響することもたくさんあります。

生後間もない赤ちゃんに舌を出すしぐさを見せると、まねをするようになったとテレビで放映されたことがあります。出産後の赤ちゃんは数カ月たたないと目が見えないとされていましたが、生後数日で人の動作をまねるようになるのです。

姿勢や顔つきが似るのは、遺伝的な要素ばかりではありません。親や祖父母、保育士、教員など、周囲にいる大人のまねを子どもがしているのです。食事でも単に姿勢だけでなく、舌や口、あごの使い方、そしてしゃべり方、表情の作り方など、子どもは知らず知らずのうちにまねをして動作を学習し、体得しているのです。

模倣《もほう》の対象は人ばかりではありません。テレビや漫画のキャラクター、動物などもあるので、注意が必要です。

ほおづえをついていませんか。口は開いていませんか。しっかり噛んでいますか。子どもには「話せばわかる」というよりも、周囲の大人が良い手本を見せるのが一番でしょう。

姿勢や動作は、大きくなればなるほど習慣として定着します。そして、年を取れば取るほど修正するのが難しくなります。「三つ子の魂、百まで」のことわざもあります。食事や姿勢など基本的な生活習慣はせめて就学前に整えておきたいものですね。

子どものために、今一度自分の行動を見直してみてはいかがでしょうか。

②十分に舌を使って表情豊かに

昔、テレビで人気を博したあるタレントは耳を動かすことができました。大人になってからではいくら練習をしてもダメですが、小さいころに動かす練習をしておくと後々も動かせるようになるそうです。

体を動かす筋肉は、自分の意志でコントロールできます。しかし、筋肉のなかには内臓のように自分の思うように動かせないものも多くあります。胃や心臓を見てもわかるように、内臓の筋肉は不随意筋《ふずいいきん》と呼ばれほとんど自分の意志で動きません。しかし、それらの筋肉こそが私たちの命を支えているのです。

イヌは耳を動かして意思表示ができるようですね。もともとは顔の筋肉として動かせるのにヒトでは使わなくなり動かなくなってしまったようです。でも、神経がなくなったわけでなくきちんと残っていますから、成長過程の使える時期に練習しておけば動かすことが可能なわけです。

ヒトの場合、顔の表情をつくることや噛んだり飲み込んだりしゃべったりすることは、小さな筋肉の共同作業です。多くの筋肉の調和が必要ですから、成長発育のなかで適切な時期に正しく使い方を習得しておかないとうまくいきません。ハイハイから歩くまでを見ても、手足や体の動きに順序があることがわかると思います。

噛んだりしゃべったり表情をつくる顔の筋肉は、大半が内臓に由来する筋肉です。だから、顔や口、のどの筋肉の動きは一度決まってしまうと変えることが難しいのです。

乳幼児がする品定めは、物をなめて、目で追って、指をさすなど順序立って起こります。物の硬さや形、性状を確かめるのに赤ちゃんは舌から使いはじめます。この時期に十分に舌や唇を使わないと、動作と認識の間で十分な関連付けができません。

舌には多くの機能があります。味をみるのも、食べるのも、しゃべるのも舌がなくてはできません。そしてそこには正しい形と動きが必要です。うまく使えないと、歯並びも悪くなるし、ムシ歯も増えるでしょう。さらに歯周病で歯が早くなくなってしまいます。

乳幼児のなめ回しは、食べ物を噛むことにもつながりますからさらに重要です。また、危険性の低い雑菌との出会いも大切で、細菌への抵抗力を高めるのにも必要なことです。

ふだんは意識しない口の動きですが、幼児期の練習の賜物《たまもの》です。幼児が手づかみで周囲を汚しながら食べるのも未熟だから仕方がないことです。そうすることで、手や口などを使う練習やさまざまな情報収集をしています。その習得には順序良く時間をかけることが必要です。さらに消化吸収との関係もうまくつくらないと、満足な成長や健康な生活は望めません。汚れを嫌がるより、汚れても良い環境でのびのびと食事をさせてあげましょう。大人の都合で、汚いからといって無理ややめさせると、成長発育がうまくいかないこともありそうです。口を使う練習は、この時期にしておくことが大切で、大きくなってからでは間に合いません。

③顔にも体にも悪い口呼吸

「這《は》えば立て、立てば歩めの親心」という句もよく聞きますが、大人の考えとは裏腹で、子どもには子どものペースがあります。

寝返りができるようになり、ハイハイが始まり、つかまり立ち、歩行へと進みますが、子どもにとっては順序と時期があります。同じハイハイでも手足の動きが変わります。立って歩くのも、しゃべるのも、子どもは早く大人の仲間入りをしたいから自分のできる範囲で一生懸命に練習します。したがって、この時期に正しい指導や見本を提供することが大切ですが、未熟な体で必要以上に無理をするとかえって壊れます。それは形として残るものも多く、その影響を生涯にわたって受けることになりかねません。幼児の骨格や関節は十分にできていないので、歩き出してからでもなるべく負担を掛けないこと、十分な睡眠・休息を取るようにしてあげましょう。

赤ちゃんは口で息をすることができません。肺と鼻とが気管を介して直接つながっているからです。大きくなるにつれ徐々に首が長くなり、気管と鼻の連結部が外れ、口から空気を出せるようになります。それが声の始まりで、時を追い、練習すればしゃべれるようになります。真っ赤な顔をして泣く赤ん坊はこの連結を外すのに苦労しているわけで、イヌが吠《ほ》えるように大きな力が要るのです。

哺乳類のなかで、常時、口で息をすることができるのは人間だけです。それも一歳以降の。それは言葉の獲得によるもので、本来、口は食べ物の入り口であり、声の出口なのです。体は口から空

カラオケの歌い過ぎは要注意

大人になってからのカラオケも、歌い過ぎには注意が必要です。大学で声楽を専攻する学生では、口呼吸に関係する症状や顎関節症《がくかんせつしょう》が多発しています。大人でも口で息をするとのどがからからになって、鼻が詰まったり鼻水が出たりします。水泳や過度のスポーツも口呼吸習慣を招きます。

気が入るように作られていないので、口で息をするとさまざまな障害が出現します。鼻詰まり、扁《へん》桃腺《とうせん》の腫れ、ぜんそく症状、いびき、唇のひび割れなどの簡単な症状からアレルギー、免疫病、自律神経失調症や生殖・泌尿系、消化器系、循環器系、血液の病気まで多く報告されています。

子どもが声を出し始めると、周囲の大人は喜んでしゃべらせようとします。単語が出始めると、文章を話させようとします。しゃべることは口から多量の息を吐くことですから、鼻からの呼吸では間に合わず口で息をせざるを得なくなります。せっかく鼻で息をしていた赤ちゃんが、一度にたくさんの空気を吸える口呼吸を覚えてしまうのはごく自然なことでしょう。でも、年を取ったときにいろいろな障害が起こりやすいので、鼻呼吸を習慣づけておくことをおすすめします。

体の成長発育は、大人の都合で早くできるものではありません。親御さんたちの気持ちもよくわかりますが、必要以上にしゃべらせること、必要以上に歩かせることは慎《つつし》みましょう。

乳歯のトラブル

子どもの歯は心身の成長発育に大きな役割を果たしています。年を取ったときに困らないように、気を付ける必要があります。

■先天生歯《せんてんせいし》

乳歯は生後六カ月ごろ、下の前歯から生えだします。ところが、出生時に下の前歯が生えていることがときどきあります。この歯はお母さんの乳首を噛んで傷つけることが多いので、すぐに抜かれることがよくありました。歯を失うとあごが大きくならないなど、成長発育や口の機能の発育に好ましくありません。そこで最近では、歯の先の尖った部分を削って平坦にすることでお母さんの胸を傷つけないように対応するようになってきました。

生後二年半くらいで上下二十本の乳歯が生えそろいます。乳歯の生える時期は、個人により、かなりの開きがあります。生えてくるのが二、三カ月遅いからといって心配しなくても大丈夫です。

■癒合歯《ゆごうし》

乳歯の前歯では、隣の歯とくっついて生えてくることが三十人に一人くらいあります（癒合歯）。二本の歯がくっついて少し大きい一本の歯になっているわけですが、二本分より小さいですから、やはりあごが大きくなりにくいようです。永久歯の状態はよくわからないのですが、あごを育てるために少しでも回数を多く噛むように努めましょう。

■ムシ歯

乳歯に起こるムシ歯では急に進行することが多く見られます。痛い、噛めない、腫れるなどの症状が急に出てくることも少なくありません。

ムシ歯で歯が小さくなると、かみ合わせが悪くなるだけでなく、歯並び全体の長さが短くなり永久歯の生えてくる場所を確保できなくなることもよくあります。

ムシ歯は、歯垢《しこう》から出てくる酸によって歯が溶けることに始まると言われています。細菌がつくる酸や毒素は、唾液によって中和、解毒《げどく》され、汚れも洗い流されます。溶け出した歯を、再石灰化《せっかいか》によって修復してくれるのも唾液です。したがって、汚れを減らすだけでなく、口を閉じて乾燥を防ぐ、口の中での唾液の循環を妨げるほおの圧迫（うつ伏せ寝など）をやめる、よく噛んで唾液を分泌させて唾液にきちんと仕事をしてもらうことなども大事な予防法です。甘いおやつなどは三歳まではできるだけ控える、不規則な生活（遅い就寝時刻や不規則なおやつの時間なども含む）を改めることもムシ歯の予防に有効です。

ムシ歯予防に唯一有効とされているのが、フッ素です。今では、国内で市販されている歯磨き剤の大半にフッ素が入っています。一般的な歯磨き剤ですが、適切で安全なフッ素濃度があります。子どもでは体重によって使用量が異なりますから注意が必要です（図2）。歯磨き剤以外に、歯に塗ったり、うがいをしたりするフッ素の利用法があります。かかりつけの歯科で相談してみてください。

歯みがき終了後、口の中に残ったフッ素は歯や粘膜などに保持され、少しずつ唾液中に遊離して効果を発揮します。その効果を高めるためには、歯みがき剤の使用量や歯みがき時間・洗口回数などに配慮が必要です。

・フッ素配合歯みがき剤の年齢別使用方法

年齢	使用量	歯みがき剤のフッ素濃度	洗口その他の注意事項
6ヶ月（歯の萌出）～2歳	切った爪程度の少量	500～1,000ppm	仕上げみがき時に保護者が行う。
3～5歳	5mm以下	500～1,000ppm	就寝前が効果的。歯みがき後5～10mlの水で1回のみ洗口。
6～14歳	1cm程度	1,000ppm	就寝前が効果的。歯みがき後10～15mlの水で1回のみ洗口。
15歳以上～成人	2cm程度	1,000ppm	同上

フッ化物応用研究会（編）「う蝕予防のためのフッ化物配合歯磨剤応用マニュアル」2006を一部改編

・フッ素配合歯みがき剤の使用手順

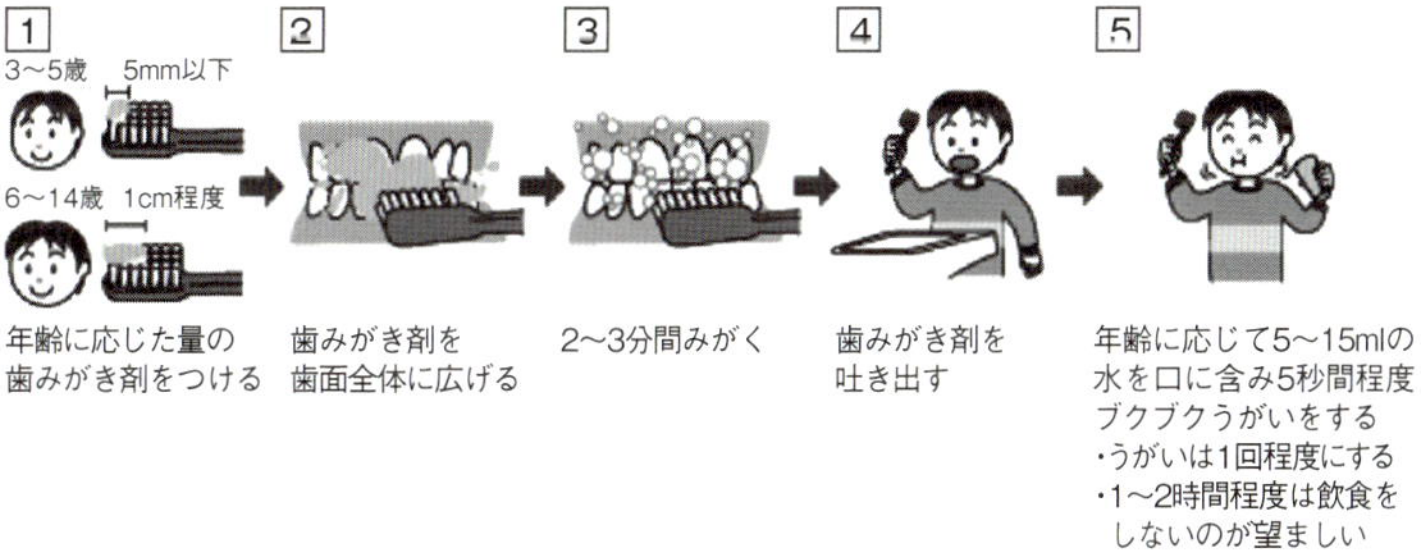
1
3～5歳　5mm以下
6～14歳　1cm程度
年齢に応じた量の歯みがき剤をつける
2
歯みがき剤を歯面全体に広げる
3
2～3分間みがく
4
歯みがき剤を吐き出す
5
年齢に応じて5～15mlの水を口に含み5秒間程度ブクブクうがいをする
・うがいは1回程度にする
・1～2時間程度は飲食をしないのが望ましい

図2　フッ素の効果的な使用方法
（公益財団法人ライオン歯科衛生研究所ウェブサイトより転載）

■歯並び・かみ合わせ

乳歯とはいえ、かみ合わせも大切です。あごの位置がずれると体の重心にも変化が出て、悪い姿勢につながります。

体は頭のほうから大きくなるように、顔では上あごが先に大きくなり、遅れて下あごが大きくなります。そしていつも上の歯は下の歯の外側に位置します。したがって、下あごが上あごより前に出る下《が》顎前突《がくぜんとつ》（受け口、反対咬合《こうごう》）では、上あごが大きくなるときに下の歯が邪魔をして、上あごが前方へ大きくなれません。後で下あごがさらに大きくなるので、下あごの突出がどんどん目立つようになっていきます。

下あごのずれは偏《かたよ》った噛み方にもつながります。下あごを前へ突き出さないと噛めないので、その動きが習慣になり、成長とともにどんどん下あごが出てきます。もちろん、横方向へのずれもだんだんひどくなってきます。早い時期の離乳食開始や指しゃぶり、口呼吸習慣、間違った舌の使い方、うつぶせ寝・横向き寝、横を向いての食事などは悪い歯並びやあごのずれを招くので危険です。上下のあごの位置を決めるのは唇ですから、口を正しく閉じることが予防に有効です。

永久歯への生え代わりのために、あごはどんどん大きくなり前歯では歯の間にすき間が開いてきます。三歳時では、下の前歯の間に十分なすき間ができているのが普通です。

あごを大きくするためには、口を閉じて少しでも回数を多く噛むこと、うつ伏せ寝や横向き寝をやめることが有効です。

周囲のお子さんの成長発育にも気を付けてあげてください。

健診会場に行こう！

子どもでは、成長発育があるのでより注意が必要です。丈夫な体をつくることは、体の抵抗力を高めることでもあり、とても大切です。学校などの歯科健診であっても、その目標は子どもの健やかな成長発育、皆さまの健康の獲得と維持、さらには健康を自分で持続することができる「生きる力」を獲得していただくことです。口や顔は体のいろいろな反応が早く出る場所ですから、危険因子を探すには適した場所なのです。

多くの自治体が住民の健康に役立つ保健事業を実施しています。歯科関連では、妊婦健康相談、乳幼児健診、就学前健診、成人歯科健診、健康相談など世代に応じていろいろあります。そこでは疾病の早期発見だけでなく、何気ない生活のなかにある多くの健康への危険因子に気付かせてもらえ、うまく解消する方法も教えてくれることでしょう。子育てに役立つ情報も多くあります。お忙しいでしょうが、いちど健診会場をのぞいてみてはいかがですか。

ボケないフケない老後をつくる

８０２０（八十歳で二十本）達成者の秘密

歯が多く残っている人の特徴としてきれいな歯並びがあります。

「８０２０運動」という言葉を耳にしたことがあると思います。厚生労働省や日本歯科医師会などが中心になり、一九八九年より始まった健康増進運動の一つです。ある地域で実施された高齢者の咀嚼《そしゃく》機能調査で、おおよそ二十本以上の歯が残っている高齢者では、ほとんどの人が何でも食べることができる、食べることに不自由を感じない、という結果が出ました。そこで、わかりやすい数字目標として八十歳で二十本の歯を残そうとなったようです。

八十歳時に二十本以上の歯を保持された「８０２０達成者」は、８０２０運動開始当初は一割もありませんでした。しかし、最近では三割を超えるという報告が多く出されるようになってきました。また、そのような多くの歯を保持している人たちは、日常生活も活発で医療費も少なく健康的であることが調査結果として出てきました。

二十年程度でそんなに容易に変わるのは少々疑問ですが、高齢者における歯の喪失は明らかに少なくなってきています。この数字は、六十歳以降でも本人が適切な努力をすれば、歯の喪失を先送りできるということを示しています。

私たち歯科医師も、８０２０達成者からいろいろな情報をいただきました。歯を長持ちさせるにはどうすればよいのか、高齢者の口を診せていただいたり質問したりして推測するわけです。歯磨きに関して考えてみても、今の高齢者が子どものころには、起床時に一回磨くのが精いっぱい、歯ブラシも家族で一本という家庭もあったようです。歯磨き剤も今ほど良質ではなかったでしょう。

そうすると、次のようなことがわかります。

まず、歯並び・かみ合わせが良いのです。八重歯はもちろん、上顎前突《じょうがくぜんとつ》（いわゆる出っ歯）や下《か》顎前突《がくぜんとつ》（反対咬合《はんたいこうごう》、いわゆる受け口）などはほとんど見当たりません。皆さん若いころはきれいな歯並びだったようで、年を取ってからでこぼこが出てきたようにおっしゃいます。次に、姿勢が良いことです。背筋がピンと伸びています。そして、健康のためにと特別な努力をあまりしていないとおっしゃいます。

口の壊れ方を見てみると、日本人の高齢者の口元で多く見られるのが前歯の飛び出しです（p.6の図3参照）。どうしてこんなことが起こるのでしょうか。

以前、某歯科大学の副学長をされていた先生（歯科医師）に尋ねられたことがあります。彼は、アメリカへ行くたびに「どうして日本人には出っ歯や受け口が多いんだ」と質問されるんだけど君はなぜだと思う、と。確かに、出っ歯も受け口も日本人に多発しています。昔、眼鏡とカメラ、農協が日本人を代表していたのと同じです。そのとき、即座に答えたのは、「口の使い方が異なる」からです、と。

私は解剖学、そのなかでも機能形態学と呼ばれる分野に興味を持ち勉強を進めました。そこで得た結論は、使い方によって筋肉や骨の形が変わるということです。特別に新しいことではありません。

ふだんあまり歩かないのに、ハイキングなどでしっかり歩くと、足の筋肉にハリが出たり痛くなったりします。少し膨らみ硬くなるのです。水泳も同じです。たまにプールに行って平泳ぎをすると次の日には胸に筋肉がついたような気がします。若いときは、とくによくわかります。

骨の形は容易に変わるように思わないでしょう。成人では、骨の形は簡単には変わりませんが、一定の使い方をしているとそれなりの形に変化していきます。成長期ではよりはっきりと現れます。テニスをしていると利き腕が長くなる話はあまりにも有名ですね。関節がやわらかく動くのも、頭にできる後面の平坦部《へいたん》（いわゆる絶壁）も骨の形の変化によるものです。悪い歯並び・かみ合わせも同じで、骨の変形です。年を取って歯並びが悪くなってくるのも、骨の変形によるものです。歯がどんどん傾いていくのですが、歯にかかる不用意な力によって起こります。

つまり、骨の形は動作に従属的なのですが、十九世紀に「ウォルフの法則」として報告されています。ウォルフとはドイツ・ベルリン大学医学部整形外科の教授で、骨折の治癒《ちゆ》経過を調査し「くっついた骨の形は、最初に多少ずれたり傾いたりしていても時間がたてば骨折前の形に近づいていく」ことに気付いたそうです。そして、骨の形態の変化を決める原因のひとつとして力学的要因を指摘しました。「骨は、周囲からの負荷に対して、最小で耐えられる形をつくる」、簡単に言えば、骨は使い方によって形と質を変える、ということです。骨は硬くて形が変わらないように思いがちですが、生きている骨は容易に形が変わります。年を取っても骨折が治るように骨はいつも造られています。健康な状態なら、骨ではつねに破壊吸収と造骨が起こっています。筋肉も同じように、造り替えが起こっていますが、それにかかる時間が違います。

口から正しく食べる、飲み込む

今、高齢者を中心に食べ物をうまく飲み込めない人、唾液などが気管へ流れ込んで起こる誤《ご》嚥性肺炎《えんせいはいえん》で苦しんでいる人が増えてきています。

口から食べることは、生命の維持に欠かせないことです。もちろん、成長発育などで体をつくるとき、大人になって体の形や機能を維持するときに絶対に必要な材料とエネルギーになるのが食べ物です。ましてや病気やけがを治すときには、より多くの栄養が要ります。時には鼻から管を通したり胃に穴を開けてかゆ状の食品を入れたりすることがありますが、決してベストではありません。口から食べてこそ消化吸収がうまくいき、健康維持につながります。

また、食べることは、生涯を通じて大きな楽しみですよね。ところが、おもちをのどに詰まらせたり誤嚥性肺炎になったりという話は、いつまでたってもなくなりません。いつまでも健康で毎日を楽しく過ごすために、安全においしく食べていただきたいものです。

普通は、噛んですり潰し、食べ物を一かたまりにしてごっくんと飲み込みます（咀嚼嚥下《そしゃくえんげ》）。ところが、病気の後遺症や老化などが原因で、水分や食べ物をうまく安全に飲み込めないことがあります（嚥下障害）。この咀嚼嚥下には、歯や唇、舌を中心に多くの筋肉が複雑に協力して動作を達成しています。きれいな歯並びやかみ合わせがあっても、この過程で神経や筋肉の機能や構造に何らかのトラブルが生じると嚥下がうまくいきません。すると、栄養や水分が取れないのでさまざまな障害が生じます。また、食べ物や唾液が食道でなく気管へ流れ込むことにより、誤嚥性肺炎が起こったり食べ物がのどに詰まり窒息したりすることもあります。

脳梗塞の後遺症などで筋肉がうまく動かないことによって生じている嚥下障害に対しては、唇を中心とした口周囲の筋肉に対してリハビリを行うことにより、徐々に改善された方も多くいます。

口やのどの粘膜《ねんまく》が乾いても、咀嚼《そしゃく》嚥下に障害が出ます。乾いた粘膜では食べ物などが非常にくっつきやすくなります。おもちをのどに詰まらせるのは、のどの粘膜が乾いているからです。それだけではありません。口の粘膜が乾くと、食事や歯磨きなどでできた小さな傷が大きくなりやすく炎症も強くなります。（口内炎など）さらに粘膜は抵抗力が落ちるので、汚れや雑菌、ウイルスなどが粘膜表面によくたまり、体内へ侵入しやすくなります。

のどに詰まらせやすいおもちでも、バターやジャムを塗れば飲み込みやすくなるでしょう。しかし、のどに詰まるのを防ぐためには、ふだんから口を閉じて鼻で息をしてのどを乾燥させないことが大切です。

肺へつながる気管は食べ物が胃へ流れる食道より前にありますから、うつ伏せや横向きで寝るのは唾液《だえき》や粘液《ねんえき》が気管へ流れ込みやすいので好ましくないでしょう。

もちろん、歯が抜けたままや穴が開いたまま、歯がぐらぐらしたままではしっかり噛めません。具合の悪いところは早く治しておきましょう。

daily maintenance

知っておきたい歯ナシの話

daily maintenance

1 歯の病気を知る

歯周病

成人の九割が患っているとも言われる歯周病は、高齢者が歯を失う大きな原因になっています。

■歯肉炎と歯周炎

歯周病とは、歯の周囲の組織（歯を支える骨、歯と骨の連結部、歯ぐき）に起こる病気の総称と考えるとわかりやすいでしょう。

歯磨きしたときに血が出るような症状は、歯ぐき（歯肉《しにく》）に起こった炎症です。そのおもな原因は歯垢《しこう》と呼ばれる汚れです。歯ぐきのみが腫れて歯を支えている骨（歯槽骨《しそうこつ》）に影響が認められない状況を歯肉炎《しにくえん》と呼んでいます。

一方、歯を支えている骨が溶けてくる病気にもいくつかありますが、歯ぐきのきわから起こるときには、辺縁性歯周炎《へんえんせいししゅうえん》と呼んでいます。以前「歯槽膿漏《しそうのうろう》」と呼ばれていたのはこの辺縁性歯周炎がひどくなった状態で、歯ぐきから膿《うみ》が漏《も》れ出ている状況がそのまま呼称となっていました。歯周炎の多くは、歯ぐきの腫《は》れ（歯肉炎の症状）を併発しています。

歯ブラシだけではムシ歯の予防効果を期待できませんが、多くの歯磨き剤に配合されているフッ素は有効です。メーカーの勧める使い方で上手に利用しましょう（p.69図2参照）。

歯ぐきの腫《は》れは、高血圧症の治療薬のように薬の副作用として、また、白血病や血小板減少症のような病気の一症状として現れることもあります。

子どもや若い世代では骨の活動力が強いので、歯ぐきが腫《は》れても歯を支える骨が溶け出すような状況にはなりません。ところが、骨折が治るのに時間がかかるような高齢者では、骨の活性が低いので、違った反応を示します。

年を取ると、歯ぐきが健康でも歯を支える骨の吸収が徐々に起こり、歯ぐきがやせるように見えます。さらに歯ぐきが腫れていると、その影響が加わり骨の吸収がどんどん進みます。それ以外に、歯を揺すると歯を支えている骨が歯の根の周りからも溶け出します。これは、地面に植わった杭《くい》を揺すって抜くのと同じ理屈です。

歯ぐきに膿《うみ》がたまる

歯の周囲には、見えているところの粘膜（歯ぐき）とその下で歯を支えている骨があります。歯ぐきと骨の間に膿がたまって「たんこぶ」のように腫れ、つぶれて膿が出ると縮み、また腫れるということが繰り返し起こるのをよく見かけます。原因によって、歯の生えぎわから腫れる歯肉膿瘍《しにくのうよう》と、歯の根の先に膿がたまることによって起こる歯槽膿瘍《しそうのうよう》とに大別できます（図1、2）。

■歯肉膿瘍

歯周病でも、歯を支えている骨が溶け出し、歯が揺れてくる病気を辺縁性歯周炎《へんえんせいししゅうえん》と言います。辺縁とは歯の生えぎわの歯ぐきを指します。進行し、歯ぐきから膿が漏れ出ている症状を歯槽膿漏《しそうのうろう》と呼び、以前は病名として使われていました。歯と骨は直接くっついているのではなく、靭帯《じんたい》（コラーゲン線維）でつながっています。そのつながりが壊れて唾液が深部に入り込み化膿が起こった状態です。じわじわと膿が流れ出ていると急激な症状は出ません。しかし、生え際で歯ぐきが腫れたり引き締まっ

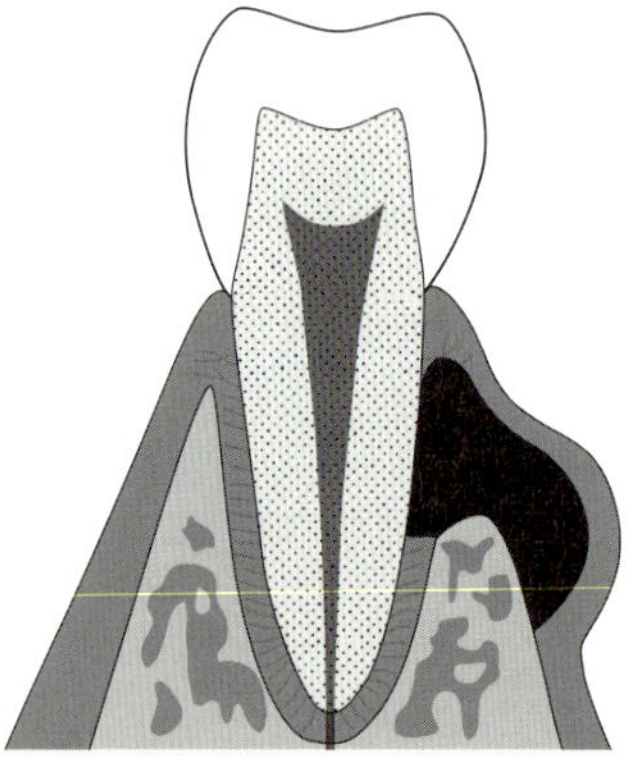

図1 歯肉膿瘍

たりして膿の出口がふさがると、歯ぐきの下に膿がたまって、風船のように腫れてきます。炎症がひどくなるとほおやあご、顔が腫れることになります。

腫れた歯ぐきを切開して膿を出すことと、歯根の表面の掃除や歯の揺れを止める治療（かみ合わせの調整や歯を数本束ねる）、抗生物質の投与などが治療として進められます。骨の吸収がひどいと、歯を抜くことになります。

高齢者では歯を揺することによって、容易に歯と骨の間にすき間ができます。傾いた歯では、噛むことが歯を揺することになるので、きれいな歯並びやかみ合わせはとても大切です。

■歯槽膿瘍

これも歯を支えている骨が溶ける病気ですが、根尖《こんせん》（歯の根の先、骨の深いところ）から起こります。歯の中の神経（歯髄組織）がムシ歯や外傷が原因で死んでしまい、放置しておくと歯の中で腐敗が起こります。根尖には小さな穴が開いていて、そこから歯の外（骨の中）に腐敗物が出ていき骨を溶かし膿の袋を作ります（根突性歯周炎《こんせんせいししゅうえん》）。放置しておくと、骨の中で膿の袋がどんどん大きくなり、骨を

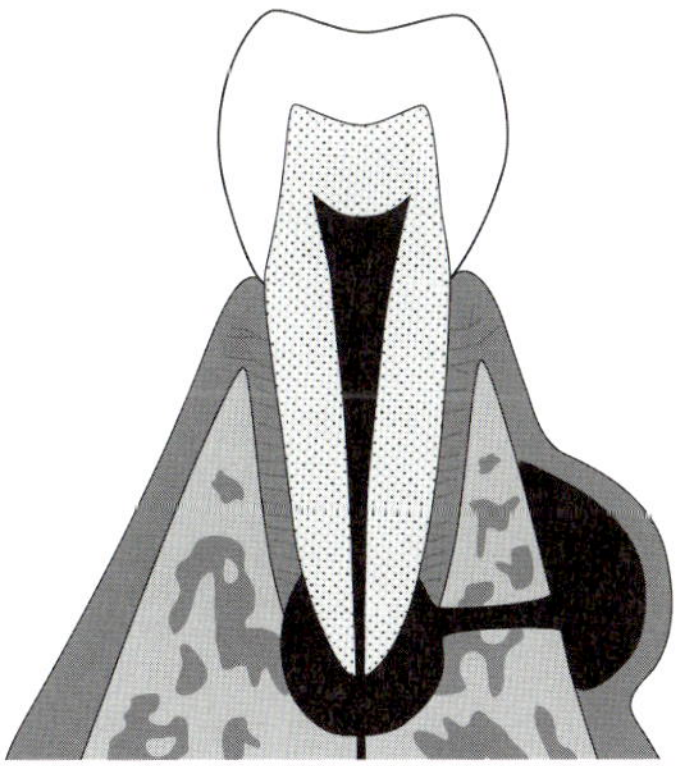

図２ 歯槽膿瘍

突き破って横から出て行こうとします。そして、骨を貫き歯ぐきの下に膿がたまると腫れてきます。さらに放置すると、歯ぐきをやぶって膿が口の中や顔の外へ排泄されます。時には、ほおに穴があき、膿が流れ出ることもあります（図3）。

腫れる原因は歯の中の腐敗物なので、根管治療《こんかんちりょう》と呼ばれる歯の中の掃除を根気よく続けていきます。きれいにして閉塞すれば、骨は体が自動的に治してくれます。膿の袋が大きいと、外科的に取り除いたり歯を抜いたりします。

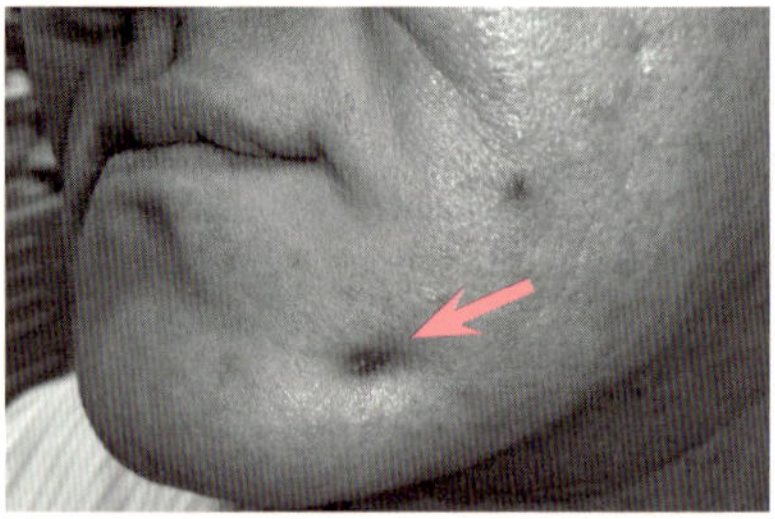

図3　歯根の先にたまった膿の出口

歯槽膿漏は、歯の中の歯髄が健康な状態であれば起こりません。小さなムシ歯も放置しないで早めの治療が望まれます。

腫れてくる原因は異なるのですが、歯肉膿漏も歯槽膿漏も不規則な生活や過労、心配事など体の抵抗力が低下したときに症状がひどくなります。すべての病気に言えることですね。

膿がたまっているとき、細菌や腐敗物が血の流れに乗って体じゅうを巡ります。時として、心臓や脳、腎臓など他の臓器の病気を引き起こすことすらあります。ひどくなるまでは徐々に進む病気ですから痛くありません。でも、症状がひどくなると大変ですから早めの治療がおすすめです。

ムシ歯

ムシ歯は、歯の表面が酸によって溶かされることによって始まると言われています。実際、歯の表面では、食事のたびにカルシウムなどが溶け出しています（脱灰《だっかい》）。食事をすると口の中が酸性になるからです。しかし、健康な唾液が十分にあると、溶けた歯の表面を唾液中のカルシウムが戻ってきて自動的に修復してくれます（再石灰化《さいせっかいか》）。そしてそのたびに、歯の表面のエナメル質は熟成し硬くなっていくのです。さらに唾液は、口の中にいる細菌がつくる酸を中和したり、毒素を分解したり汚れを洗い流してくれたりしているのです。

子どもの歯は十分に熟成していません。若葉のように柔らかく抵抗力が弱いので、ムシ歯になりやすいのです。子どものムシ歯の多くは、噛む面や歯と歯が接している場所から起こります。大人になると歯が熟成して硬くなり、比較的ムシ歯になりにくくなります。しかし、高齢者では歯ぐきがやせて、硬いエナメル質で覆われていない根っこ（歯根《しこん》）の部分が露出してきます。同時に、歯と歯の間のすき間が広くなり、汚れがたまりやすくなります。さ

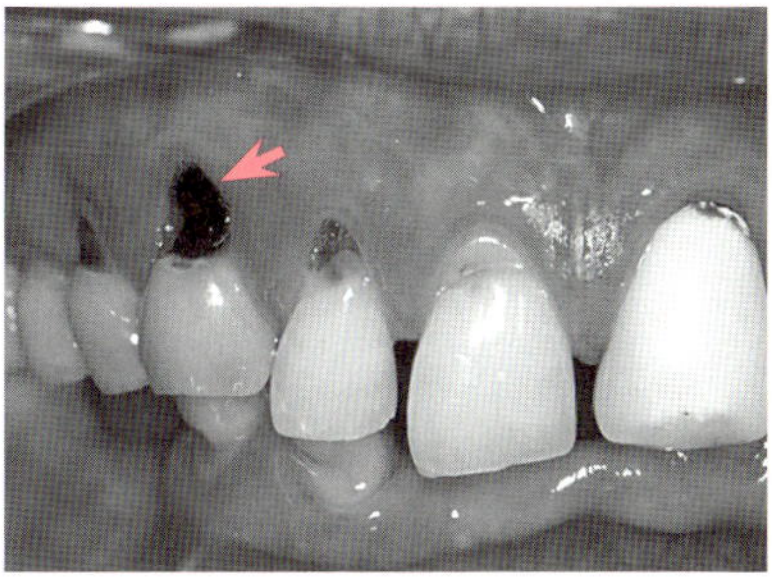

図４ 根面う蝕

らに年を取ると唾液の量が減り口腔内の防御能力が低下するので、歯ぐきに近い弱い部分がムシ歯になりやすいのです（図4）。

ムシ歯に気付くのは、穴があいて食べ物が頻繁に挟まるとき、冷たいもの甘いものがしみるときなど、痛みや不快感によることが多いようです。そのとき、ムシ歯はかなり進行しています。何もしなくても痛むときはもっと重症です。

小さなムシ歯は患部を削って樹脂や金属を詰め、痛みを止め機能的審美的な修復をします。ところが多くの場合、治した部分の周囲がまたムシ歯になってきます（二次う蝕《しょく》）。そして大きなムシ歯になってしまうと、歯の神経（歯髄《しずい》）を取ってかぶせるような治療になります。その後またムシ歯になるとかぶせが取れたり歯ぐきが腫れたりします。そうなると歯を抜くしかないことがほとんどです。どうしてこんなことが起こるのでしょうか。

それは、ムシ歯になる原因を確実に取り除いていないからです。ムシ歯の直接的な原因となる汚れ（歯垢《しこう》）を少しでも減らすために、規則正しい食事をしましょう。そして、夜の歯磨きでは歯ブラシだけでなく歯間ブラシなどを使い、歯と歯の間の清掃を心がけましょう。体の抵抗力からムシ歯予防を考えると、唾液の性能を低下させない、分泌量を減らさないことが求められます。唾液の性能を落としたり量を減らしたりする不規則な生活や過労、過度のストレスに気を付けましょう。

ぽかんとあいた口や口呼吸では、唾液の水分が蒸発し防御力が低下します。唇の閉じる力が弱いと、前歯の外側に汚れがたまりやすくなります。うつ伏せ寝・横向き寝やほおづえなどでは、歯と粘膜を圧迫しつづけます。すると、口腔内における唾液の循環が悪くなりますから、寝相やほおづえには注意が必要です。くいしばりも、唾液の流れが悪くなり危険です。

歯の表面が乾くと、唾液による再石灰化が起こりません。前歯の先の方が白く濁《にご》っている、起床時にのどが渇いている人は注意が必要です。

最近では、小さな初期ムシ歯をすぐに治療することが少なくなっています。削る量がムシ歯の進行より早いからです。その代わり、ほとんどのムシ歯は進行しますから定期的に診てもらうこと、病気を管理してもらうことが必要です。神経を取って治療した歯は、再びムシ歯になっても歯の痛みはありません。気付かないうちにムシ歯が大きくなって、抜かなければならないようになると大変です。ムシ歯を治した後も、ムシ歯になった原因を歯医者さんに尋ねて危険因子を減らすこと、さらに定期健診を受けることをおすすめします。

口内炎《こうないえん》

だれもが一度ぐらい経験がありますね。食べたりしゃべったりするときに痛くて不愉快な口内炎です。なかには頻繁にできて困っている方もいらっしゃることでしょう。

口内炎の実態は、潰瘍《かいよう》といって粘膜の表面が少しなくなった状態です。胃潰瘍や十二指腸潰瘍などと同じです。皮膚でも小さい傷が化膿してジュクジュクし、触れると痛かったりお風呂に入るとしみたりすることがありますね。皮膚と比べ粘膜《ねんまく》はできた傷が治りやすい反面、表面にすんでいる細菌が多く、ぬれて柔らかいから傷や乾燥に弱いなどの弱点があります。さらに口では、食べ物などの固形物が頻繁に接触して傷をつくりやすく、鋭い感覚を持っていることが痛みなどの不愉快な思いを助長しているのでしょう。

口の一番の仕事は食べることです。一度食事をすると、食べ物が粘膜とこすれて、口の粘膜に何万という傷ができます。粘膜に深い傷がつくと体の中に細菌が浸入するため白血球の防衛反応が起こります。そのときに発生する活性酸素が組織破壊を促進し、結果として潰瘍が形成されることもあります。

粘膜はその性質上、乾燥すると抵抗力が極端に低下します。乾くと傷がつきやすく、細菌への抵抗力も極端に低下します。したがって、いびきなどの習慣的口呼吸やポカンとあいている口、長時間の歯科治療、唾液分泌を制限する副作用のある薬は危険です。もちろん、しゃべることや歌うことも度を過ぎると問題になります。

緊張やストレスが続くと交感神経が優位になり、唾液の分泌が抑制され粘膜の潤いがなくなります。さらに、白血球のなかでも活性酸素を出す顆粒球《かりゅうきゅう》が多くなり、炎症が広がりやすくなります。唾液の減少を招く交感神経の緊張は、さまざまな薬の内服や不規則な生活によっても生じます。冷たい食べ物や飲み物などで、体を冷やしても起こります。

うつ伏せや横向きの寝相では、唇やほおの粘膜が布団・枕と歯の間に挟まれ圧迫されることが口内炎の原因となります。噛んでできた傷や歯ブラシでできた傷、歯ブラシの柄《え》が当たったときの傷も口内炎に移行します。さらに寝相やほおづえでのほおの圧迫は血行不良を招き、その部分の抵抗力や治癒力を低下させます。

そのほか、合っていない入れ歯、食べ物によるやけど・すり傷、歯並びを治す矯正装置《きょうせいそうち》による異常接触などがあります。同じところに繰り返しできるのは、その場所での原因を取り除けば自然に治ります。ただ、八重歯のように飛び出した歯が原因の場合は、口の機能を考えても、歯並びを治すのがよいでしょう。

薬を塗ってごまかすのではなく、原因を確実に取り除き、おいしく食事ができる健やかな日々を送りたいものです。

顎関節症《がくかんせつしょう》

耳の穴の前にあるあごの関節は口を開け閉めすると大きく動くので、指で触れるとその動きを感じることができます。口の動きにとって大切な顎関節ですが、痛み、動きの悪さ、雑音、あご外れが問題になります。これらの症状のうち、あご外れ（習慣性顎関節脱臼《しゅうかんせいがくかんせつだっきゅう》）以外を、顎関節症《がくかんせつしょう》とまとめています。

口を開け閉めすると、あごの関節はたいてい前後に動きます。前後に動く関節は横方向に押すと壊れやすいものです。うつ伏せや横向きで寝ると、この関節に不自然な力がかかり、横方向に圧迫され調子が悪くなります。多くの場合、左右の顎関節は違った症状を示します。左右の関節がつながっているためで、使い方、あごの動きの左右差が、おもな原因だからです。

以前は、上下の歯のかみ合わせが原因だろうと言われていましたが、最近では口の使い方を危険視するようになってきました。上下の歯が接しているのは、通常、食べ物を噛むときだけです。つまり、一日のうち、十分程度です。それで壊れるようなら外傷と同じです。

そのように考えると、危険な要因は、あごを横から圧迫する押す動作（うつ伏せ寝・横向き寝、ほおづえなど）とあごのズレを招く噛みしめ・くいしばりということになります。

くいしばりを続けると歯が容易に動き、歯並び・かみ合わせも変わります。するとあごの位置がずれた状態が長く続きます。つまりあごの関節に偏《かたよ》った負担が持続的にかかることになるので、注意が必要です。朝起きたときにあごの痛い人、あごの動きが悪い人は寝相にも気を付けましょう。

2 歯の治療を知る——治療最前線

ムシ歯

ムシ歯の治療は大きく分けて「詰める」、「神経を取る」、「かぶせる」があります。

小さなムシ歯などで、歯の一部分がなくなったときに元の形に戻す「詰める」治療を、歯冠修復《しかんしゅうふく》と言います。これはなくなってしまった部分や細菌に感染してしまった部分を機械的に取り除いてできた穴を、金属や樹脂を詰めて元の形に修繕《しゅうぜん》することです。

最近話題になった薬を使ってムシ歯を消毒して治す方法は、このときの削る量を極力少なくしようとするやり方です。手間・期間がかかることや、健康保険で認められていない、外から見える場所の修繕には大差ない、などの理由でそんなに広がらないのでしょう。そのほかにも、歯の中心にある歯髄《しずい》（一般に神経と呼ばれる歯の中の組織）を守る薬を塗《ぬ》って経過を診《み》て、問題がなければ詰めることも多々あります。

前歯など見かけが優先する場合は、歯の色とよく似た樹脂（詰め物用のレジン）が使われます。奥歯の噛む面など大きな力がかかるところには、金属を用いることが多いようです。金属にもいろいろな種類がありますが、同じ技術力であれば金合金のほうが適合性（精度）が良いとされています（ただし、健康保険の適応外）。歯の治し方によって合金の成分を変えることがありますので、治すときに尋ねてみてください。

痛くて我慢できないような大きなムシ歯では、歯の中の歯髄に炎症があるので「神経を取る」治療（歯の中の歯髄を取り除いて痛みを取り除く）が必要になります。また、ムシ歯が進行し症状がないまま歯の歯髄が死んで腐敗していることもあります。

そのようなときには、根管治療《こんかんちりょう》と言われる根っこの治療をします。結果的に歯を中から養っていた歯髄がなくなるので、歯は枯れ木のようになり、時間がたてばもろくなって割れやすくなります。

そこで一般的には、歯の全体を金属などでかぶせる治療が主体になります（全部被覆冠《ぜんぶひふくかん》）。現行の保険制度では、奥歯には銀色の金属冠ですが、前歯（上下の切歯・犬歯）は歯の色をした冠《かん》（かぶせ）を入れることができます。ただし、白い色を出す材料は樹脂ですので、長期的には色が変わったりすり減ったりすることがありえます。

健康保険の適応外ですが、奥歯でも白い歯や金冠でかぶせることはできます。長所・短所や費用などは症例ごとに異なりますので、かかりつけの先生とよく相談して決めてください。

新しいムシ歯がよくできる、同じ歯の治療が何度も必要になるのはムシ歯の再発です。治療後、ムシ歯になった原因を確実に取り除きましょう。就寝前の歯磨き、規則正しい生活、メンタルストレスの排除に努めましょう。ほおを押さえると唾液の循環が悪くなります。口をあいているのも唾液の性能が低下するので注意が必要です。

入れ歯・ブリッジ・インプラント

歯を失ったときは基本的に補う必要があります。歯は一本だけで仕事をしているわけではありません。多くの歯がきれいに並んで歯列を作り、上下の歯列がうまくかみ合ってさまざまな機能を果たしています。単に食べる、しゃべるだけでなく姿勢や表情などにも関係しています。放物線状に並んだ歯列は唇やほおを内側から支えています。舌が必要以上に外に飛び出すこと、唇やほおが必要以上に内側に入ってくることを防いでいるのです。

前歯を失うとよくわかりますが、歯がないと唇をうまく閉じることができなくなります。最近、高齢者の口腔乾燥が大きな問題となっています。たしかに年を取ると唾液の量が減ってきます。このとき唇をうまく閉じられないと口の中では水分が蒸発し乾燥するので、口の環境が悪くなってしまいます。

歯を失ったまま放置していると、隣の歯が抜けた場所へ傾いたり、かみ合う相手の歯が伸び出てきたりすることがよくあります。歯が傾くと歯を支えるあごの骨の負荷が大きくなるので、年を取ったときに歯が早くなくなってしまいます。つまり、歯のなくなったところを放置しておくことは、歯の位置異常を招き弱い口になるので好ましくありません（図1）。

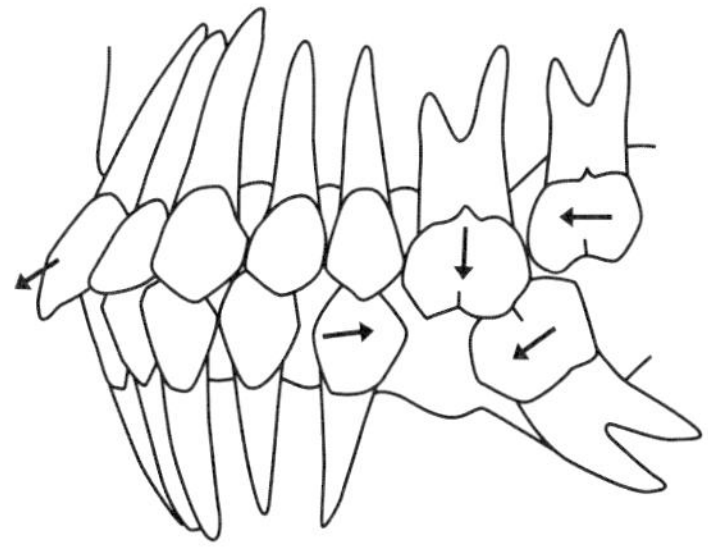

図1 歯の位置異常

上下のかみ合わせがうまくいかないと、あごの位置が上下・左右・前後方向へずれやすくなってしまいます。

歯の抜けた後放置していると、歯のなくなったところに舌とほおの粘膜が膨らんで入っていきます。これも歯が傾いたり、かみ合わせが悪くなったりする原因になります。さらに、後で義歯《ぎし》を入れるときに、入れ歯の入る空間を確保できないので舌や頬粘膜《きょうねんまく》が異物と感じ、不快感が強くなります。

歯を失って歯並びが壊れるとさまざまな不都合が出てくるので、

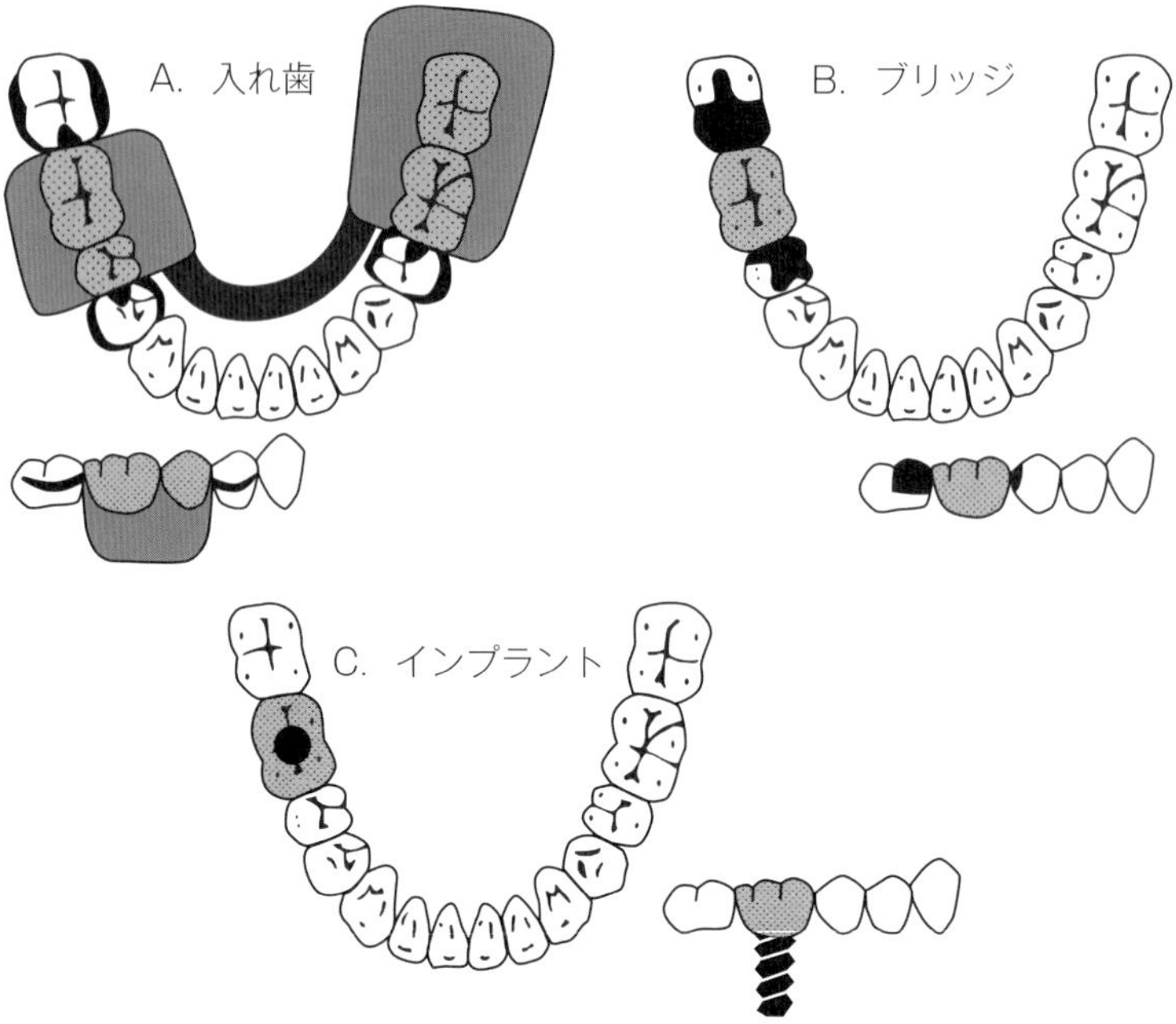

図2 人工の歯

義歯と言われる人工の歯を入れる必要があります（図2-A）。一ないし二本くらいの喪失であれば、ブリッジ（図2-B）と呼ばれる固定式の装置が使われます。入れ歯より機能的に優れています。抜けたところに隣接する歯を削りかぶせ、歯のなくなったところに入れる人工の歯とつなぎます。昔は支える歯を丸ごとかぶせるために歯を多量に削っていましたが、最近では全体をかぶせることはしないで、削る量を少なくすることが多くなってきています。

抜けた歯の数が多くなると固定式の修復が困難なので、取り外しを要する床義歯《しょうぎし》（部分入れ歯）を用いることになります。これは樹脂・陶材で作られた人工歯と粘膜の上に乗るピンクの樹脂で作られた床《しょう》と呼ばれる部分、入れ歯を残っている歯に止める針金（鉤《こう》、クラスプ）からなります。歯がすべてなくなった状態で作る入れ歯を総義歯《そうぎし》と呼んでいます。歯が抜けた部分の骨はいつまでも縮んでいきます。つまり、入れ歯はかならず合わなくなるので消耗品と考えてください。適合の悪い入れ歯では、噛むたびに大きく揺れるので、針金で留めてある歯が揺すられて歯周炎（歯周病）が起こり、歯がなくなる危険性が高くなるので注意が必要です。

最近では、インプラントと呼ばれる金属製の土台を骨に埋め込み（図2-C）、失った歯の代わりに使うこともできるようになってきました。いろいろな材料やシステムがあります。費用がかかる、あごの状態によるなど制約はありますが、噛む機能の回復には優れています。

口や体の状態によって治し方が変わりますので、かかりつけの先生とよく相談して治療を進めましょう。でも、一番大切なことは歯をなくさないことです。

歯科矯正《きょうせい》

歯並びやかみ合わせが悪いことは、見栄えが悪いだけではありません。口の機能が低下しますし、歯やあごが壊れやすくなります。

歯は小さな力で押すとその方向に移動します。歯を支えている骨が容易に変形するのです。この骨の性質を利用して、意図的に歯を動かし歯並びを治すことができます（歯科矯正・歯列矯正治療）。傾いた歯は、噛む力に負け、傾きがよりひどくなったり、歯並び・かみ合わせが悪くなったりします。そして、限界を超えるとぐらぐらして不都合が目立ってきます。つまり、真っすぐ立っている歯のほうが長持ちするのです。

歯周病が進み、歯が傾き歯並びの壊れがひどくなってきた場合でも、歯科矯正治療によって歯をまっすぐ立ててやり、しっかり噛めるようにできることもあります。入れ歯でしか咀嚼《そしゃく》機能を改善できない場合でも、歯を動かすことによってブリッジによる治療が可能になることもあります。

何よりも歯周病予防のためにきれいな歯並び・かみ合わせの獲得は非常に有効です。子どもの成長期にあごを育ててきれいな歯並び・かみ合わせを獲得することは、一生の健康にかかわる素晴らしいことです。口を閉じて鼻で息をすること、上を向いて寝ること、回数を多く噛むことは、そのために必要です。

昔から悪かった歯並び、かみ合わせ、最近になって目立ってきた出っ歯や歯のでこぼこも、今後のことを考えて治してみてはいかがでしょうか。七十歳や八十歳になっても歯を動かすことができますから、気が付いたときこそ改善のチャンスです。

3 歯を健康に維持するセルフチェック

歯科健診では歯や歯ぐきだけでなく、あごの動きや舌・粘膜など、口とその周囲にわたる広範囲を担当します。私は年間数千人の口を診させていただいていますが、多くの人の口の中ではいろいろな問題が生じています。

健診時に、もし病気があれば治療を積極的に勧めます。口の中のトラブルが全身へ影響することも多々ありますし、他の病気の症状が口の中に現れることも多くあります。症状がなくても、このまま放置すれば高い確率で病気になりそうならば、状況を説明し改善策を提案します。テレビなどでいう「未病」という段階での対応が大きなウエイトを占め、とても大切だと思います。

ここでは、自分でできる診査方法を紹介していこうと思います。

①冠・詰め物の段差がないか

健診をしていてもムシ歯や歯周病の再発の多さにはびっくりします。詰めてもかぶせてもすぐに外れる、同じ歯が何度も痛くなる、歯石を取ってもすぐに汚れてくる、口内炎がよくできるなど、いろいろな病状があります。

ムシ歯の再発で一番問題になるのは、「ムシ歯になった原因が取り除かれていない」ことでしょう。ムシ歯の直接的な原因として歯垢《しこう》があります。ムシ歯は細菌がつくる酸によって歯の表面が溶かされることによって始まるとされています。歯垢の中にはムシ歯菌がいて酸や毒素をつくりだします。食事をするとだれの口の中も酸性になって、歯の表面を溶かしているようです。そのとき、体もムシ歯にならないように抵抗していて、唾液が主役を果たしています。歯から唾液に溶け出したカルシウムを自動的に歯に戻す（再石灰化《さいせっかいか》）のが唾液の働きで、その反復で歯はより強くなります。細菌がつくる酸や毒素を中和したり分解したりしてくれているのも唾液です。

したがって、歯垢《しこう》が取り除きにくいところ、唾液が流れにくいところにムシ歯が起こりやすいのです。その一つにかぶせ（冠）や詰め物の不適合があります（図1）。詰めたりかぶせたりした材料（金属やプラスチックなど）と歯の境目に段差ができていると、歯垢《しこう》がたまりやすいですね。歯磨きをしようとがんばっても、へこんだところに歯ブラシの毛先を当てることはかなり困難です。へこんだところは、汚れがたまりやすく唾液が流れにくいので、危険な場所です。

実際の調査でも、かぶせの周囲に〇・五ミリメートル以上のすき間があるところではムシ歯の再発率がとても高かったと報告されています。

そこで提案！　詰め物やかぶせの周囲を一度よく見てみましょう。爪やようじがひっかかる場合は注意が必要です。治療が下手だったのか、歯がすり減ったのか、ムシ歯になったからかはわかりませんが、早めに治療したほうが大ごとにならないでしょう。小さな詰めものなら削って面を合わせてもらう、金属などのかぶせならかぶせ直してもらうのが積極的な予防法だと言えます。

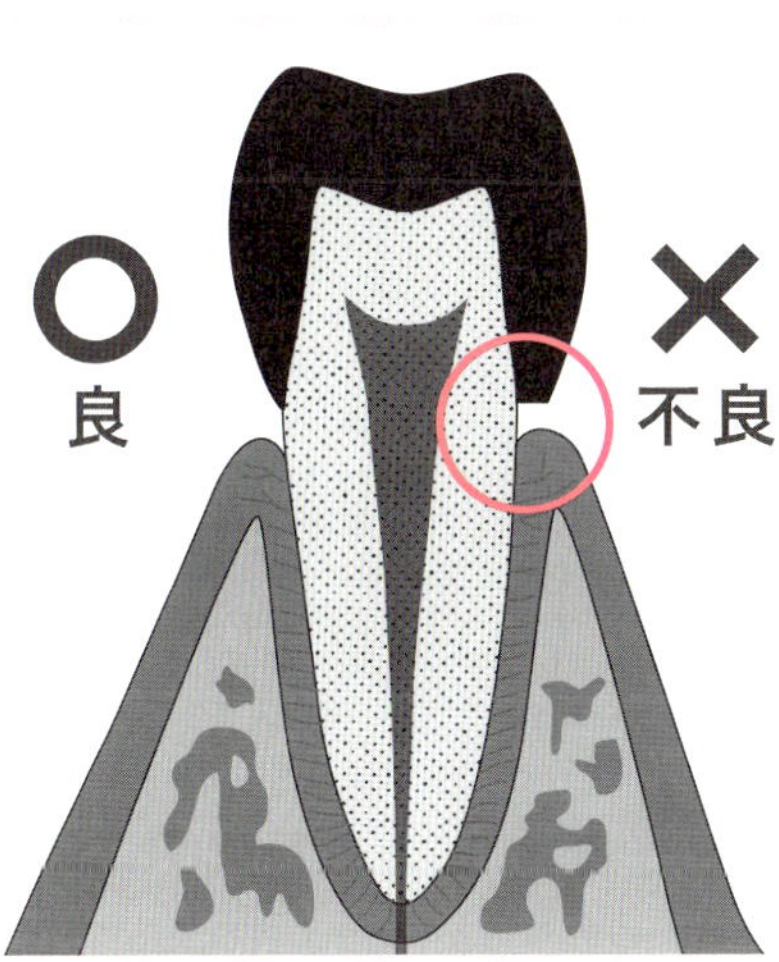

図１　不適合な冠

歯周病の原因と言われる歯石も歯の表面にでこぼこを作って歯垢が残りやすい環境を招くので、あまりためないほうがよいのです。

②歯の色・形はどうか

■歯の色はどうか

歯の色もいろいろな情報を与えてくれます。ムシ歯が黒く見えるのはご存じでしょう。歯の表面が白く濁っているのは、再石灰化がうまくいかなかった場合が多く、初期ムシ歯を疑います。前歯ばかりが茶色く汚れるのは歯の表面がよく乾いているから、つまり、口のあいている時間が長いからです。そんな人は、歯や歯ぐきだけでなく、口が乾燥しているのでのどが心配になります。

歯が全体に黒ずんでくるときは、神経（歯髄《しずい》）が死んでしまったのではないでしょうか。腐った組織は歯根の先から骨の中に進入し、膿がたまります。心臓や脳など他の臓器に障害を起こすこともありますから早めの治療が望まれます。

高齢者のムシ歯は歯ぐきに近いところから起こります。はじめは歯の表面が茶色くなることが多いようです。詰め物の周囲が黒くなってくるのはムシ歯の再発を疑います。

■歯のすり減りはどうか

歯に生じた段差やくぼみ（へこんだ部分）は、歯垢《しこう》がたまりやすく唾液が流れにくいのでムシ歯になりやすいところです。ムシ歯によってできた穴はもちろん、歯が欠けたりすり減ったりしてできたく

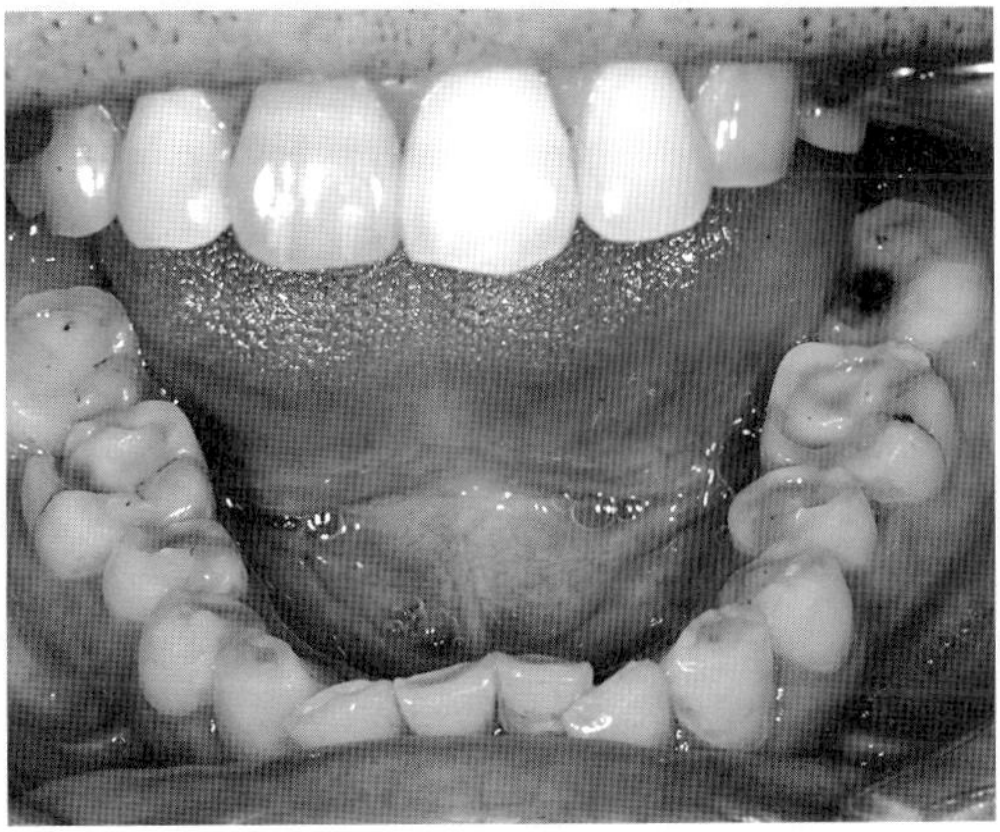

図２ 酸蝕歯

ぼみにも注意が必要です。歯も使っていると割れたりすり減ったりします。噛む面は平らにすり減るので問題は少ないのですが、周囲の硬いエナメル質だけが残っておわん状にすり減ることがあります。そして、歯が欠けたり割れたりします。とがって舌や粘膜を傷つけることもあります。歯ぎしりやくいしばり、健康酢や梅干し、炭酸飲料など酸性度の強い食品の摂取などが危険です（図２）。

歯の横、生え際もよくすり減る部分です。皿状に浅く広くすり減るものと、くさび状に深く鋭くえぐれるものとに二分されます。どちらも歯ブラシによって強くこすられるのが直接的原因ですが、くさび状になるときには、かみ合わせによって歯に大きな負荷がかかっているようです。つまり、生え際に深い溝ができているときは、歯ブラシの使い方の改善だけではダメ（p.39参照）。こんな状況で歯に加わっている力は歯を支える骨を溶かす傾向があるので、歯周病の進行に注意が必要です。

片側ばかりがすり減るときは、片側ばかりで噛んでいないか、横を向いて寝ていないか、頭がいつも傾いていないかなども確認しましょう。

■歯のギザギザはどうか

歯は先がギザギザで生えてきます（図3）。前歯は小学校の低学年で生えてきて、そのギザギザは数年ですり減って先端が平らになってきます。逆に、成人になってもギザギザが残っているときは、前歯をしっかり使わなかったということになります。歯を噛んで使わないと歯を支える骨がしっかりと育たないのです。今からでも遅くありません。噛む回数を増やして歯を支える骨を鍛えましょう。

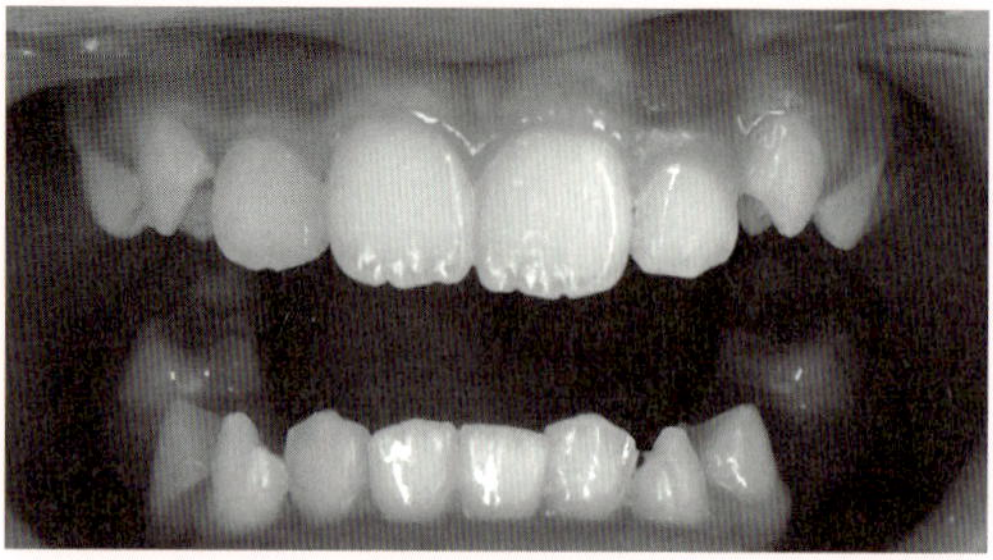

図3■発育葉

■欠けた歯はないか

ムシ歯はエナメル質の小さな穴から始まり、エナメル質を突き抜け象牙質《ぞうげしつ》に入ると急に大きくなってしまいます。そして、エナメル質を裏から支えている象牙質がなくなると、道路が陥没《かんぼつ》するように表のエナメル質が欠けて大きな穴が開き、びっくりすることになります。

ムシ歯でなくても歯が欠けることがあります。かみ合わせが悪くなって特定の歯に無理な力が作用したときです。歯並びが変わってきたり、特定の歯ばかりが強く当たってくるような状況は危険です。うつぶせ寝や横向き寝、ほおづえ、ポカンとあいた口は、歯が動き、かみ合わせが変わりやすいので気を付けましょう。

③歯ぐきの色・形はどうか

■歯ぐきの形はどうか

歯ぐきとは、歯と接している部分から唇を引っ張ったときに動くところまでの間を指し、専門的には歯肉《しにく》と言います。歯と接する部分は柔らかく少し動きますが、大半は表面を横に滑らしても動かなくなっています。

歯ぐきの下には、歯を支えている骨（歯槽骨《しそうこつ》）があります。したがって、歯ぐきは歯槽骨を守り、歯を歯周病で失わないためにとても大切な部分です。

下の前歯の歯ぐきでは、その上縁（歯と接する部分）が下向きの円弧をつなげた波型になっています。もちろん上の歯では逆です。

若い世代では、歯と歯の間の歯ぐきは、先がとがった山型をしています。歯ぐきが腫れてくると図4のように歯と歯の間のとがった山

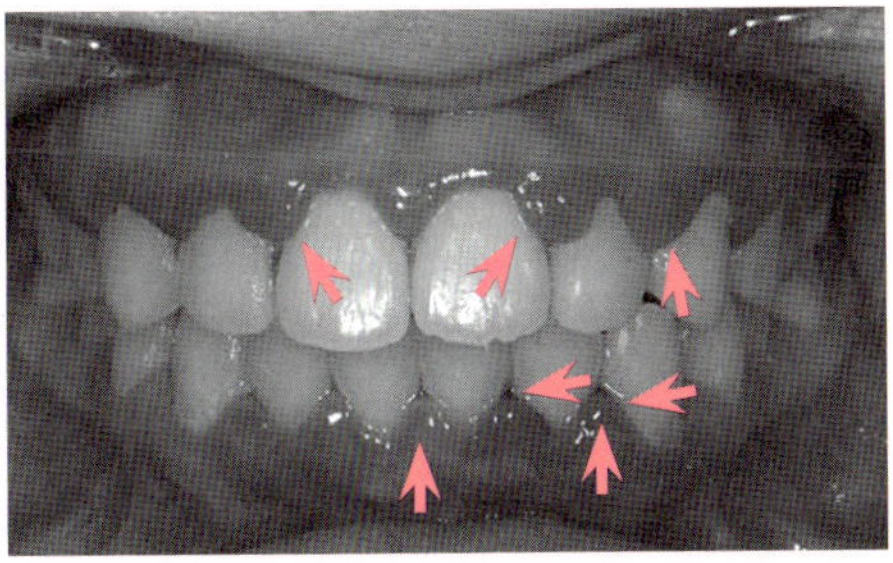

図4■腫れた歯ぐき

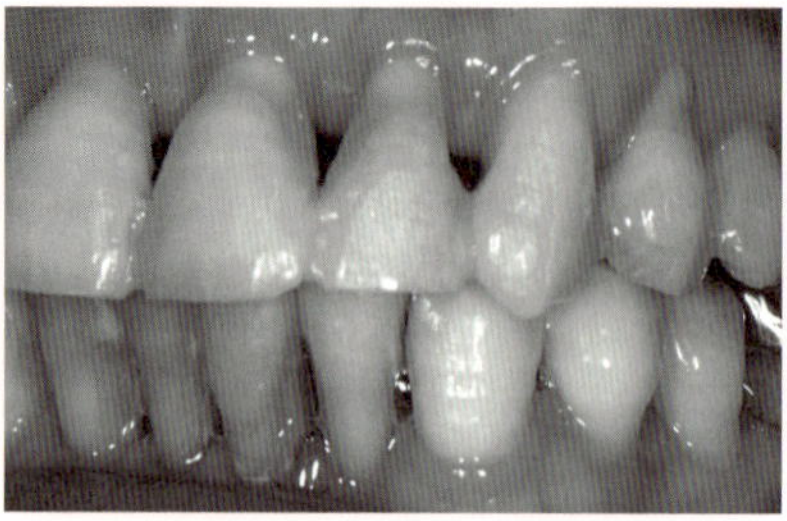

図５■台形になった歯ぐき

型が丸く膨らみ、ブヨブヨしてきます。しかし年を取ると歯を支える骨がやせてくるので、歯と歯、歯ぐきとの間で三角形のすき間ができてきて、山型だった歯と歯の間の歯ぐきも台形になってきます（図５）。

歯と歯の間の歯ぐきが丸くなってきていないか、高齢者ではすき間がきちんとあるか確認してみましょう。

■歯ぐきの色はどうか

〔赤い歯ぐき〕

健康な歯ぐきの色は、うすいピンク色です。一番多く見られるトラブルが、歯の周りの歯ぐきが帯状に赤くなっていることです。血の流れが悪くなったりその部分を修繕するために血（白血球など）が集まってきたりしているのです。歯磨き時に出血するのもこの時期からです。さらにひどくなると、歯と歯の間の歯ぐきが腫れてきて、先のとがった山型が崩れ、先が丸くなってきます。このような状態を歯肉炎《しにくえん》と呼びます。

歯肉炎で歯ぐきが腫れると、歯と歯ぐきの間にすき間（歯周ポケット）ができてさらに汚れがたまりやすくなります。骨の抵抗力が低下した高齢者では、この汚れの蓄積が歯槽骨を溶かすので、とくに注意が必要です。

歯ぐきが腫れる直接的な原因は歯垢《しこう》と呼ばれる汚れです。歯垢は白いペースト状の塊で、食後に爪やようじで歯の表面をこすると着いてくるものです。その中には多くの細菌がいて、体に悪い酸や毒素を吐き出し、歯を溶かしたり歯ぐきを腫らしたりします。歯垢を減らすこと自体が予防につながるので、ていねいな歯磨きや回数を多く噛むこと、生野菜を食べることなどが有効でしょう。
　歯磨きをしやすい前歯の部分の歯ぐきばかりが腫れていることがよくあります。このときに注意をするのが、粘膜表面の乾燥です。ふだんから唇を閉じて歯や歯ぐきが乾かないように気を付けましょう。歯磨きで歯垢を減らしても改善しないときは、早めに歯科を受診しましょう。

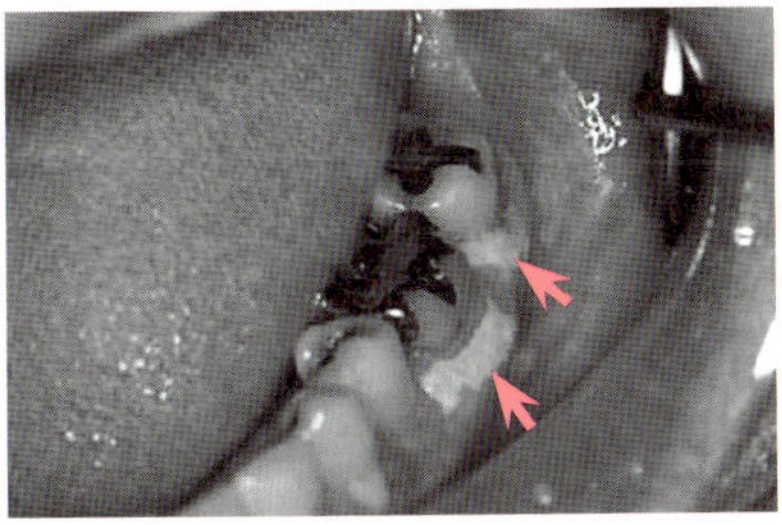

図6■白板症

〔茶色い歯ぐき〕

　歯の生え際から少し離れた動かない部分が、茶褐色《かっしょく》・黒褐色になっている方もよく見かけます。とくに前歯の部分に多発しています。これはメラニン色素の沈着で、喫煙や口呼吸習慣で粘膜が乾燥するのが一因と考えられます。のども傷めますので注意が必要です。

〔白い歯ぐきやポリープ〕

　ピンク色の歯ぐきが白くなることも、ときどきあります。歯磨きや食事によって起こる傷の治りかけでも白くなりますが、歯ぐきに起こるがんの初期症状であることも（図6）あります。

歯ぐきがイボのように腫れて大きくなったり表面がでこぼこになってきたりするのも、膿がたまったりポリープだったりがんだったりします。

多くの場合は、一週間ぐらいで腫れやでこぼこが消えます。歯ぐきの腫れや変色がなかなか消えないときには、早めに歯科を受診しましょう。

④やせる歯ぐき・揺れる歯はないか

歯が長く見えてきたり揺れたりしていませんか。これらの症状は、歯周病で歯を失う前にかならず現われます。

歯は歯槽骨《しそうこつ》と呼ばれるあごの骨に植わっています。歯と骨の間は、他の関節と同じように、靭帯《じんたい》でつながっていて、その間には細い血管がたくさんあります（図7）。これらがクッションとなり、噛んだときに歯に加わる力が直接あごの骨に伝わらない構造になっています。

成人では、歯に作用する力が歯を支える歯槽骨の形や

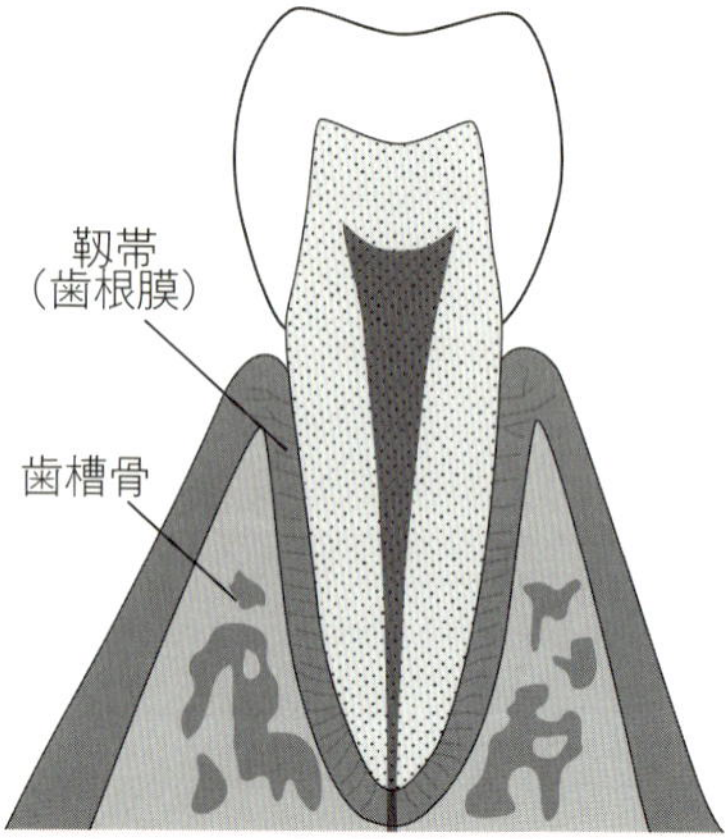

図７■歯の解剖

質を維持しています。赤ちゃんのあごの骨は細くて華奢《きゃしゃ》ですが、歯が生えるにつれてどんどん太く大きくなっていきます。逆に年を取っていくと、骨はだんだん縮んでいきます。若くても、歯がなくなると、その周囲の骨はどんどんやせ細っていきます。

■歯は揺れていないか

歯はカチカチと噛む器官です。縦方向には数十キログラムの一時的な力に耐えることができます。ところが横からの力には非常に弱く、十グラム程度の力でも横から押されるとどんどん倒れていきます（図8）。また、縦方向でも力を加えつづけると、痛みが出たり歯が骨の中に沈んだりします。当然ながら、一度傾いてしまった歯は、噛むことによって傾きが強くなっていきます。そして、噛む力に負け、揺れた状態が続くと、最後に抜けてしまいます。

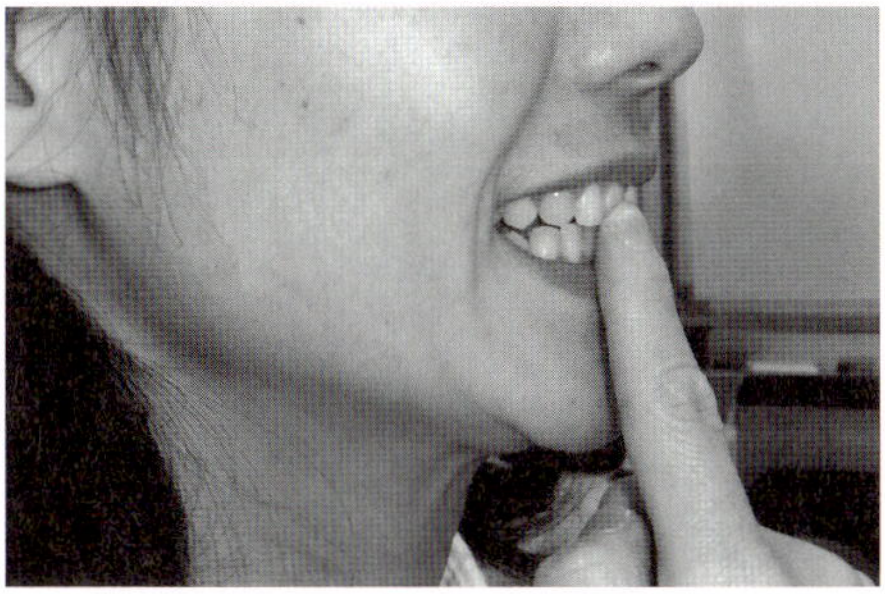

図8■歯に指を当ててカチカチ噛んでみる

あごの骨は、歯によって小さな力で押されると溶け出し、反対側の引っ張られる部分で新しい骨が造られます。骨が変形するので歯の移動が起こります。ところが、年を取ると骨を造るのに時間がかかるようになります。つまり、歯と骨の間が広くなっている時間が長いので、歯が揺れているのです。歯が揺れている状態が長く続くと、歯と骨をつなぐ靭帯《じんたい》が切れて歯と骨の間に空間ができます。高齢者ではタンパク質が硬くなりますが、この靭帯も硬くもろくなるので、反復的な引っ張りによってきれやすくなります。そこに唾液が入って化膿した状態が歯槽膿漏《しそうのうろう》と呼ばれる重症の歯周病です。

このような理由で、高齢者における歯の揺れは甘くみないほうがよいのです。子どもや若い方々でも、歯は揺れながら移動し、傾きがどんどんひどくなるので注意が必要です。

■歯が長く見えないか

歯が長くなる（図9）、歯ぐきがやせてきたという症状は、歯を支えている骨がやせることによって起こります。一般的には年を取ると骨が縮むので、歯と歯の間の三角形のすき間が大きくなるなどの症状とともに出てきます。

しかし、このような症状は、必ずしもすべての歯に同時に起こっているわけではありません。部分的に出てくる症状には、その場所に特別な原因が存在するのです。最も多い原因は、かみ合わせの異常です。歯並びが壊れて特定の歯が強く当たるようになった結果です。

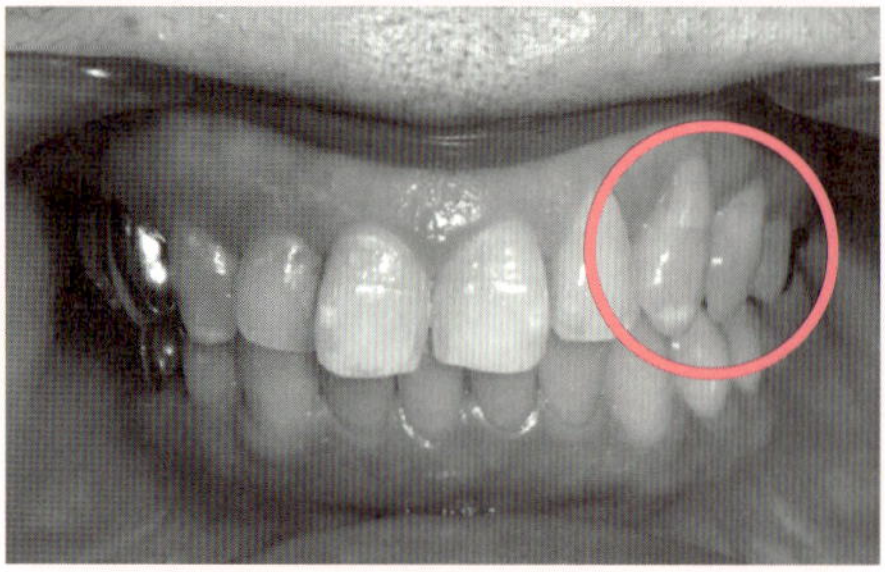

図9■長くなった歯

うつ伏せや横向きの寝相、片側ばかりで噛むこと、舌で歯を押したり歯ブラシで歯を引っ張ったりするのも好ましくありません。

たまには鏡を使って自分の歯を見てみましょう。右と左で同じような長さ・形をしていますか。長く見えるようになった歯は、骨に植わっている量が少なくなってきています。

歯の揺れに気付いたり歯が長くなったと思ったら、早めに診てもらいましょう。歯を支える骨のトラブルは歯の喪失に直結しますよ。

⑤歯並び・かみ合わせはどうか

歯が重なってきたり、すき間が開いてきたりしていませんか。これらの症状は、歯周病で歯を失う危険性が高くなっていることも示しています。

傾いた歯は、年を取るにつれその傾きがひどくなっていきます。傾いた歯は噛む力に負けてどんどん傾き、最後にはぐらぐらして抜かざるを得ない状態になります。歯並びが変わると、当然上下の歯の当たり方、かみ合わせが悪くなってきます。あごのズレも起こります。体のバランスも崩れていきます。

左右の奥歯で割りばしか竹串を横向きに噛んでみましょう（図10）。左右の目を結んだ線と平行に

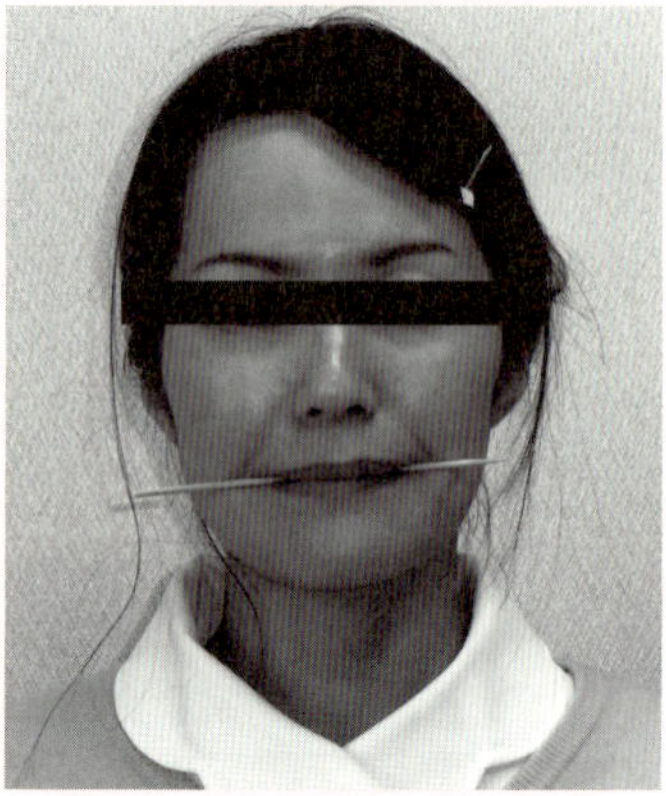

図 10　左右で高さの違う口角

なっていますか？　頭は傾いていませんか？　口角は左右同じ高さですか？

歯の傾きも左右で比較すると見つけやすいです。自分の歯並びは徐々に変わっていくので、なかなか気づきません。デジタルカメラや携帯電話で写真を撮っておきませんか。年に一度くらいで変化を見れば、新たな発見があるかもしれませんよ。

⑥あごの動きはどうか

何気なく使っている口やあごですが、きちんと動いていますか。音がしたりひっかかったり真っすぐ開け閉めできなかったりする人が、半分ぐらいいます。そのうち一割くらいの方で、あごが動きにくい、口を開け閉めしにくい、口を開け閉めすると痛みが出るなどの症状がひどくなるようです。あごは痛くなったり動かなくなったりしたら大変です。

私たちの骨はつねに造り替えられていて、形や質を変化させています。若いときには造る力が旺盛なので形が大きくなったり密度が高くなったりします。残念ながら、年を取るにつれ骨を造る能力が落ちます。そして高齢者では、骨折が治るのに時間がかかったり骨が折れやすくなったりするのです。

口の開け閉めを正面から見ると、しし舞のように下あごが真っすぐ上下に動きます。支点になるのは、耳の少し前にある左右の顎関節《がくかんせつ》です。左右が対になり下あごは頭の骨とつながっています。耳の穴の前を指で触れて口を開け閉めすると動くところです。顎関節は、ひざやひじと違って、左右がつながって一対になっているので、動きの左右差がよくわかります。

この関節は音がせず、スムーズに動くのがあたりまえです。下あご側の顎関節（下顎頭《かがくとう》）は口を大きく開けるとき前下方へ動きます。右側で噛むときは、左の下顎頭が前下方へ動き、右の下顎頭は少ししか動きません。口を開け閉めしたときに、音がしたり引っかかったりするのは、何らかの問題があると考えたほうがよいでしょう。

あごの関節にとっても、横向きの力は悪影響を与えます。縦方向に動き噛む力に対応している関節ですから、縦方向の力には強く、横方向の力には弱いのです。したがって、うつ伏せや横向きの寝相やほおづえで、あごを横方向へ圧迫するのは好ましくありません。とくに寝相は圧迫される時間が長いので注意が必要です。

奥歯がなくなったりムシ歯で低くなったりしても、あごの関節が縦方向に食い込んで受ける負荷が大きくなり痛みが出ることもあります。

片側ばかりで噛むことは、左右の顎関節に偏《かたよ》った負担を強いるので非常に危険です。よく噛む側の顎関節では、口を大きく開くときに引っかかったり、ペキッと音がしたり痛みが出たりする症状がよく現われます。あまり噛まない側では、カクカクするような緩む感じが出てきやすいです。

くいしばりや偏った噛み方では、下あごの位置がどんどんずれていきます。下あごは一キログラムぐらいの重さがあって頭の骨にぶら下がっているので、頭が傾いても下あごの位置がずれます。したがって、頭の傾きやふだんの姿勢にも注意が必要です。

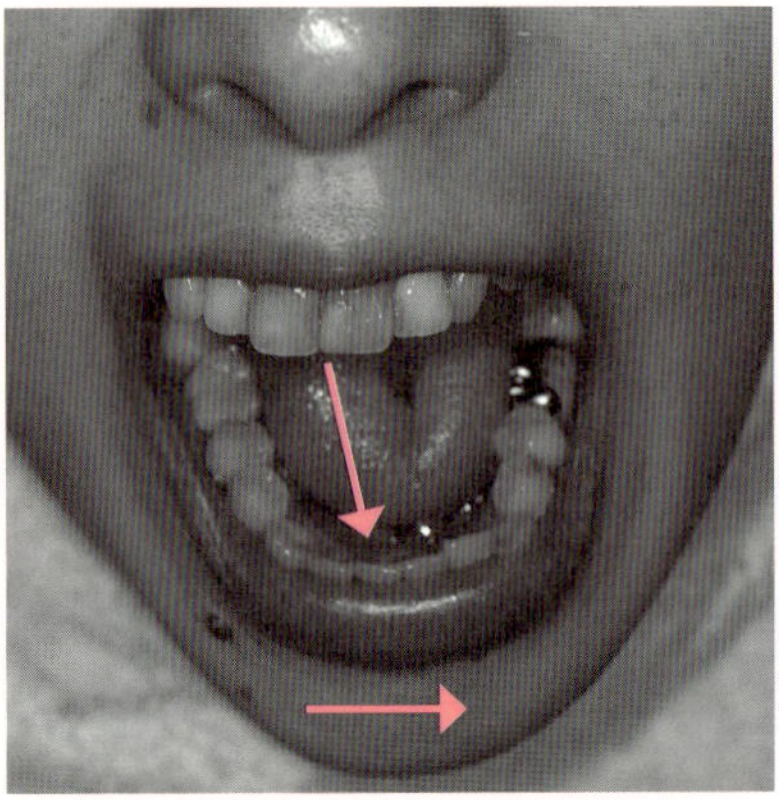

図11 まっすぐ開かない口（あごの動きのズレ）

正面を向いて鏡を見ながら、ゆっくりと口を大きく開いてみましょう。真っすぐ開きましたか（図11）。次に、ゆっくり閉じていきましょう。真っすぐ閉じられましたか。引っかかりも音もなかったですか。

あごの関節を安静に保つことは、病状の改善や悪化防止、毎日の疲労回復となります。具体的には、上下の唇を薄くして優しく接し、歯をくいしばらないように努めましょう。口が開いていると、あごの重さが顎関節を下方向へ引っ張る力となって、関節が壊れやすくなります。

ふだん何気なく使っている口ですが、体は正直に反応します。痛みが出たり口が開かなくなったりしたら大変です。あごにも無理な負荷がかからないようにふだんの姿勢動作を振り返ってみてください。

⑦舌のトラブルはないか

口の機能として、まず、食べること話すことが思い浮かびます。どちらも舌が健康な状態でないとうまくいきません。舌はあごの成長発育に始まり生涯を通して顔のつくりや表情、味覚の楽しみなどにもかかわっています。

■舌の形

舌を前へ出したとき、その形は中央に溝があってほぼ左右対称です。舌の周囲にでこぼこが目立っているのは、舌で歯を押している証拠です（図12）。歯は押され続けると、年を取ったときに前へ出てきます。口元を引き締めるなど、ふだんの舌の位置や飲み込み方を改善することが効果的です。歯が抜けたままに

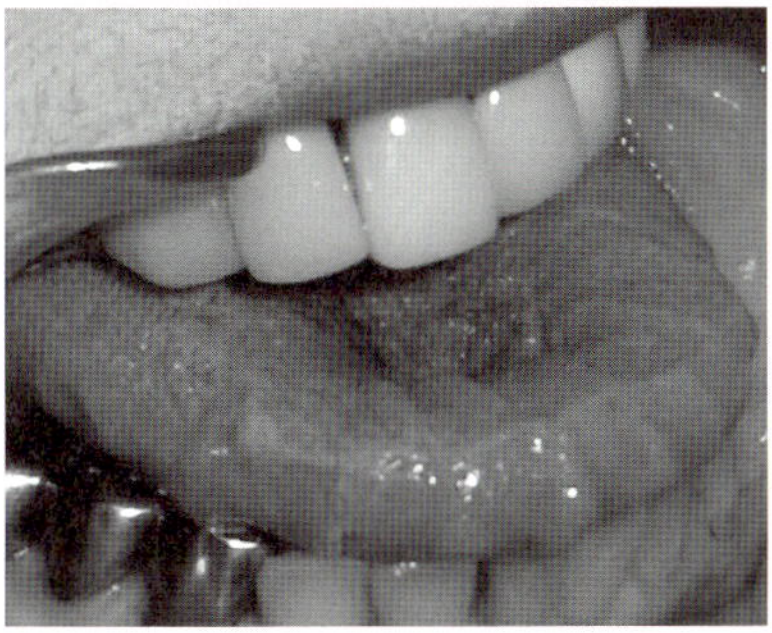

図12　舌歯痕《しこん》

なっていても、そこに舌が膨らんで大きくなっていきます。

舌にコブ状の膨《ふく》らみがあったり口内炎のような潰瘍《かいよう》ができてなかなか消えなかったりするときには、腫瘍を疑いましょう。

■舌の色

健康な状態の舌は、全体的にうすいピンク色をしています。そして多くの場合は、周囲を除きうっすら白くなっています。入浴時に指などの皮膚がふやけて白く見えるのと同じです。

全体的に赤く見えるときは、発熱や表面の乾燥を疑います。白い斑《まだら》模様になっているときは、舌と歯の接触時間が長すぎること、表面の乾燥、金属アレルギーなどが考えられます。茶褐色や白い汚れが中央部表面に分厚くたまっているのは、舌苔《ぜったい》と呼ばれるものです。噛む回数の不足や薬の副作用、清掃不足が考えられます。口臭の原因になることもありますから、歯ブラシや専用器具を用いて優しく掃除しましょう。

舌の先にできる茶褐色の斑点は、粘膜の乾燥によるものです。舌の先が他の場所より赤く見えるときは、舌で歯を押している時間が長すぎると考えられます。飲み込み方を誤っていることが多く、老後の歯並びの崩れにつながります。

また、部分的に真っ白になっているときや表面のでこぼこがひどいときも、がんになる可能性があるので、なるべく早くに診てもらいましょう。

■舌の動き

舌を前へ出したとき、まっすぐ前へ出ないで右や左へ偏《かたよ》るのは、脳梗塞《のうこうそく》や脳腫瘍《のうしゅよう》などの脳の病気が原因になっていることがよくあります。

少し口を開けて舌の先で上の前歯をなめることができなかったり、舌を前へ出したときに先の中央が下方へ引っ張られて窪《くぼ》みができたりする場合は、舌の下にあるヒモ状の筋（舌小帯）が極端に短く、舌の機能が十分に発揮されない状況です。そんなときには、舌小帯を切って動ける範囲を大きくすることをおすすめします。

■その他の自覚症状

舌の機能には、噛む、話すだけでなく、味を感じることや舌触りなどもあります。したがって、それらに不具合があるときには早めに診察を受けるべきです。口内炎がよくできる、舌をよく噛む、何もしないのに舌が痛いなど、いろいろな症状も同様です。口の乾燥もこのような舌の症状となって現れることがよくあります。

ふだん何気なく使っている舌ですが、一度自分で確認してはいかがでしょうか。舌が壊れたら、ムシ歯のように修繕できないので大変です。

⑧口呼吸習慣をしていないか

人にとって危険な口呼吸習慣ですが、当然ながら顔つきや体型、動作に特徴が現れます。そんな人は「あんた、口あいてるで」と指摘されるのは当然ですが、一度自分でチェックしてみませんか。多くの方は自覚していないのが現状です。

- □前歯がよく汚れる
- □歯石がよくたまる
- □唇がパリパリになる
- □唇がひび・割れ
- □口元がよく荒れる(口角炎、口角びらん)
- □起床時にのどがカラカラである
- □風邪をよくひく
- □鼻づまり・鼻水がよくある
- □いびきがある
- □口があいていると指摘される

・1つでも危険

□円背《えんぱい》（猫背）
□頭が前方へ出ている
□頭がいつも傾いている
□上の唇が富士山型
□下の唇が分厚い（たらこ唇）
□下唇の下方に横じわができる
□アヒル口、おちょぼ口
□口を閉じたとき、唇がへの字になる
□オトガイに梅干し状のしわができる
□鼻の孔の形が左右で異なる

□前歯にムシ歯があった
□舌の周囲にでこぼこの歯の型がある
□舌の表面に柄《がら》がある
□上下の前歯がきちんとかみ合っていない
□扁桃腺をよく腫らした
□ぜんそくがある
□くいしばりがある
□舌足らずのしゃべり方
□上を向いて寝られない
□家族が口をあいている

●２つ以上は要注意

Question & Answer

どんな歯医者さんがいいですか？

健診や健康相談へ行くと「どこの歯医者さんが良いのでしょうか」とよく聞かれます。私も悩みます。実際、私も悩むのです。自分がかかるなら誰にしようかと。

自分がどの程度の治療をしているかはわかるのですが、他のほとんどの先生の治療を受けたことや見たことがないからです。

あそこのA先生はハンサムでかっこいいしゴルフも上手、あっちのB先生は美人でやさしいな、でもどんな診療をしているかわかりません。また、C歯科医院で治した歯はきれいだったけど、どの先生がしてくれたのかな、と大規模診療所ならではの悩みもあります。根っこの治療や歯周病対策は大丈夫かな、と心配することもあります。

そこで、皆さんが治療を受けたときに、おおよその判断できるところを紹介しましょう。

病気の原因が取り除かれているか

仕事がら、一年に数千人の口を診ています。話を聞くと、何度も同じ場所が腫れるとか、詰め物外れるとか、なかなか歯医者さんと縁が切れない方が少なくありません。

そこで気になるのは、状況がしっかりと改善されていないこと、病気の原因が十分に取り除かれていないことです。

口の健康を保つには、次の三つがうまく整うことが必要です。
①適切な治療
②原因除去
③抵抗力の低下防止
「痛い」や「見栄えが悪い」、「噛めない」など、気になるところをなるべく早く改善するのはあたりまえでしょう。でも、全体をきちんと診て、全体の調和を図るように仕上げてもらうことが大切なのです。歯並びやかみ合わせの不調和があると、口の健康は確実に早く壊れていくからです。

見栄えだけでなくていねいな治療ができているか

たとえ見栄えが良くても、かぶせ（冠）や詰め物の精度が悪く爪が引っかかるような段差があるのは、ムシ歯の再発の危険性が高い状態で好ましくありません。

神経が死んだり神経を抜かれたりした歯では、根っこの治療をきちんとしてもらったほうが安心です。かぶせや詰め物のやり直しは容易ですが、根っこのトラブルはかぶせを外さないとできないからです。根っこを治療するときには、「ラバーダム」といってゴムシートをシャンプーハットのように歯にセットして、治療する歯だけを露出させ隔離し、唾液の浸入を防ぎます（図）。歯が人きく壊れると使えませんが、ムシ歯を詰めるときにも使います。保険診療で費用の算定ができなくなりましたが、治療を安全にスムーズに進めることができます。

また、かぶせるときには、型を取る前に、歯ぐきを糸で押さえます。歯と歯ぐきのすき間を明確にしてより良い技工物（冠、かぶせなど）を造るためです。これも保険診療では特別な費用の算定が認められていません。どちらも手間がかかる処置ですから、してくれる歯医者さんは真面目でていねいだと思います。

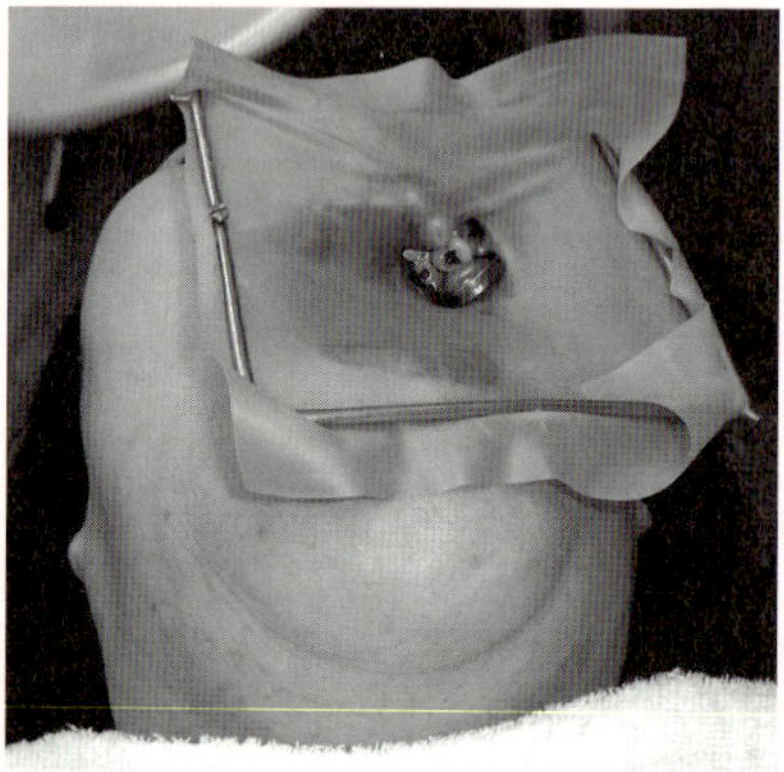

図■ラバーダム
歯をゴムシートで隔離して安全な治療を進めます。

かぶせたり、詰めたりしたら治療が終わったわけではありません。かみ合わせなどがうまく治せているかは、食べて使ってみないとわからないでしょう。ムシ歯の深さや使用材料によっては、歯の神経が死んでしまうこともあります。詰めて終わり、かぶせて終わりでなく、少なくとも一度は経過を診てもらえると安心ですね。

もちろん、話をしっかりと聞いてくれることも良い傾向ですね。

歯周病への対応をしてくれるか

歯周病では、歯が抜ける前にかならず〝揺れる〟という症状が現われます。したがって、私の歯科健診では、かならず、歯の揺れを診査します。

半年や一年に一回、歯石を取ってもらっているからと安心していませんか。歯石の除去や歯口清掃は、歯ぐきの腫れを改善することはできますが、歯がなくなる歯周病に対する十分な予防にはなっていません。

特定の歯が強く当たる、何となく噛みにくい、歯の間に繊維性のものがよく挟まる、歯並び悪くなってきた、歯の揺れやよく似た症状があると感じたら早めに歯科を受診しましょう。歯の揺れの危険性を感じて対応していただける歯医者さんなら、任せて大丈夫だと思います。

口にトラブルが起こったら、治すのはあたりまえです。大事なのは、その後の健康を保つことで、確実に原因を取り除くこと、体の抵抗力を低下させないことが必要になってきます。

治すだけでなく、歯周病に対する歯の汚れ以外の原因を指摘してくれる先生なら、健康維持への情報も教えてもらえると思います。

全身とのかかわりを意識して再発防止を指導してくれるか

治療後は、確実に原因を減らして再発防止に努めたいものです。ムシ歯の危険性が高い場合は、フッ素を使って積極的に予防する手段もあります（p.69図2参照）。舌やあごの動きも大切です。単に削って詰めて直すだけでなく、原因やあなたにとっての危険因子を説明して、再発防止を説いてくれる歯医者さんなら、かかりつけ医としてふさわしいと思います。

また、口の中の潤いを保つことは、口や粘膜の乾燥によって生じる、のどから始まる病気などの予防にもつながります。口の中だけでなく、心身の健康や家族をも考慮して治療を進めてくれれば最高ではありませんか。

口こそ命～歯医者の歯科力（ばかぢから）

口や歯は何のためにあるのでしょうか。生きるために必要なエネルギーを獲得するためで、食べることが主目的です。話さなくても大丈夫ですが、食べないと生きていけませんね。食べることは栄養を摂るだけでなく、動作として体づくりに必要ですし、心も豊かにします。

動物の進化を振り返ると、積極的に食べ物を取り込むために口が発達し、歯ができ、獲物や配偶者を探すために感覚器が発達し、移動手段として背骨や手足ができてきたことが明らかです。食べ物を口で食べ、消化吸収することによって、体を造り動くことができるようになります。したがって、胃腸の働きを口が誘導していると言えます。

ムシ歯や歯周病など、口の病気を甘くみないでください。口から進化した体ですから、口のトラブルは全身のさまざまな機能障害（疾病）を招きます。従来から、細菌によって引き起こされる心臓や呼吸器の病気、その原因では、半分以上が歯や口からやってきていると言われています。さらに最近では、歯周病と糖尿病との相互関係、血管が詰まる血栓の中に口にすむ細菌が存在することや歯周病が早産や認知症を引き起こす危険性をも示されるようになりました。歯ぐきからは、口の中の細菌が容易に体内へ入り込むことが報告されています。口の中では悪さをしなくても、他の臓器ではいろいろなトラブルを引き起こします。

病気は原因があって体の抵抗力が負けたときに起こります。予防は最大の防御で、病気になったときのことを考えると小さな負担で済みます。

歯科医師の仕事は、皆様の健康を守ることです（図）。痛みをとったり機能や見栄えを回復したりするのはあたりまえのことです。そして、一度治したところを長持ちさせたいです。

健康に役立つ治療や保健指導は、ムシ歯を詰めるだけより深い意味があります。ムシ歯や歯周病は体に起こっている病気ですから、その予防法が他の病気の予防につながることも明らかです。そう考えると、歯科には大きな期待が持てます。

「安い」、「早い」、「痛くない」という治療ばかりを望むのは、決して得策とは言えません。きちんと治し、再発防止や健康維持

歯科医師法　第一条

歯科医師は、歯科医療及び保健指導を掌ることによつて、公衆衛生の向上及び増進に寄与し、もつて国民の健康な生活を確保するものとする。

図■歯科医師の仕事

のために必要な情報を得るほうがよいのではありませんか。

口は災いのもと、口のトラブルはいろいろな病気を生みます。まずは、口を正しく閉じましょう。口の中は粘膜ですから、乾燥させてはいけません。のどの乾燥は免疫力の低下を招きます。上下の唇を優しく接し、唇で歯を押さえるように努めましょう。上下の歯が当たってはダメです。唇が薄く、横に長い口、下向きの円弧・スマイルラインが望まれます。

歯や関節は、横方向の力や持続的な力（引っぱりや圧迫）に弱い構造になっています。うつ伏せ寝や横向き寝、ほおづえは顔をつぶすので危険です。片側ばかりで噛むことも、顔や体に左右差をつくってしまうので、体の抵抗力を下げることになります。少しでも多く噛んで、胃腸を助けましょう。免疫力がアップし、活きる力が増強されますよ。

病気の原因除去では「気を付けよう、寝相、片噛み、口呼吸」、体の抵抗力の低下防止では「努めよう、早寝早起き、骨休め」です。姿勢をただし、背すじを伸ばし、あごを引き口元を引き締めてくいしばらないように心がけましょう。

いかがでしょうか。美容や健康にとって危険なことが、なにげなくしている日常生活のなかに多くあることがわかっていただけましたでしょうか。口や体の使い方において、日々、ちょっとだけ努力することで、若さ、美しさ、健康をつくり出すことができます。本書が皆様の若さや美しさ、健康に役立ちますよう祈っています。

文末になりましたが、今回の企画に際しご尽力、ご高配をいただきました藤野美香様、イラストで絶大なご助力をいただきました安田真維様をはじめ多くの学友にお礼を申し添えます。

二〇一三年二月

中道　哲

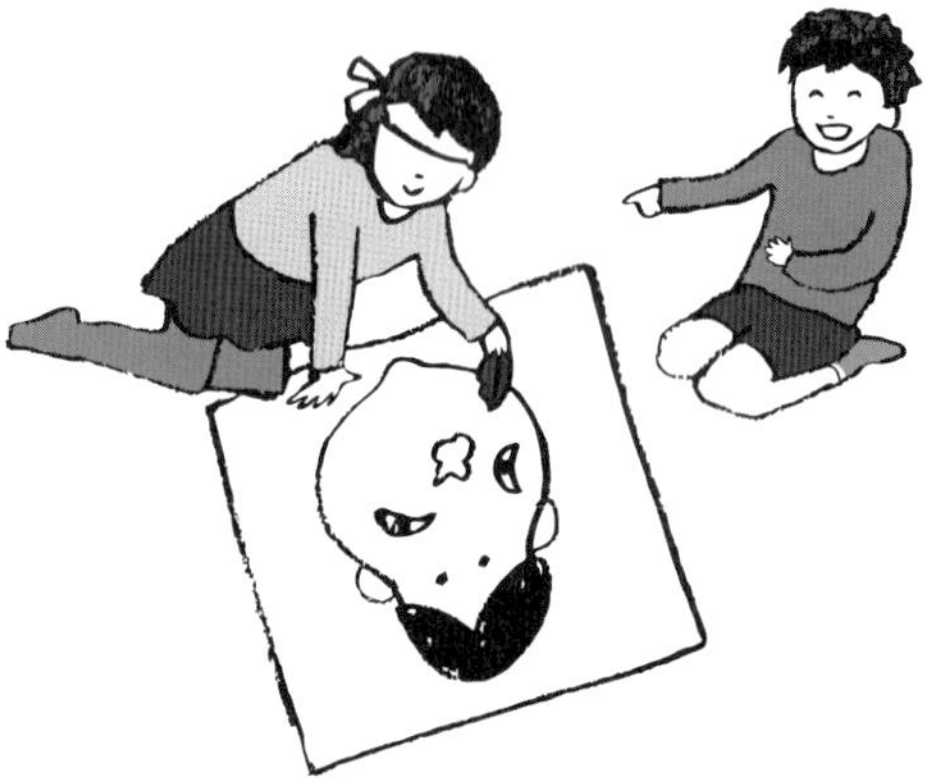

●著者
中道 哲（Nakamichi Satoshi）
1955年大阪府生まれ。
1980年大阪歯科大学卒業。
歯学博士、労働衛生コンサルタント
大阪ガス株式会社健康開発センター嘱託医
大阪歯科大学講師（非常勤、解剖学）
行岡医学技術専門学校・歯科衛生科 非常勤講師
中道歯科医院医長（大阪市平野区）
スタディーグループ『口・顔から健康を考える会』主宰

口《くち》から始《はじ》めるアンチエイジング
—美《び》と健康寿命《けんこうじゅみょう》を10年《ねん》延《の》ばす
ほんのちょっとの習慣《しゅうかん》

2013年4月5日発行　第1版第1刷

著　者　中道 哲《なかみちさとし》
発行者　長谷川 素美
発行所　株式会社保育社
〒532-0003
大阪市淀川区宮原３－４－30
ニッセイ新大阪ビル16F
TEL 06-6398-5151
FAX 06-6398-5157
http://www.hoikusha.co.jp/
企画制作　株式会社メディカ出版
TEL 06-6398-5045（編集）
http://www.medica.co.jp/
編集担当　藤野美香
装　　幀　森本良成
本文イラスト　安田真維
カバーイラスト　ATELIER PINKDRAGON eri
印刷・製本　株式会社シナノ パブリッシング プレス

ISBN978-4-586-08523-1　Printed and bound in Japan